理学療法NAVI

ここで差がつく
"背景疾患別" 理学療法Q&A

高橋哲也 編
東京工科大学医療保健学部教授・理学療法学科

New
Approach for
Various
Issues

医学書院

《理学療法NAVI》
ここで差がつく "背景疾患別" 理学療法 Q & A

| 発　行 | 2016年9月15日　第1版第1刷Ⓒ |
| | 2018年1月15日　第1版第2刷 |

編　集　髙橋哲也
　　　　（たかはしてつや）

発行者　株式会社　医学書院
　　　　代表取締役　金原　優
　　　　〒113-8719　東京都文京区本郷1-28-23
　　　　電話　03-3817-5600（社内案内）

印刷・製本　アイワード

本書の複製権・翻訳権・上映権・譲渡権・貸与権・公衆送信権（送信可能化権を含む）は株式会社医学書院が保有します．

ISBN978-4-260-02796-0

本書を無断で複製する行為（複写，スキャン，デジタルデータ化など）は，「私的使用のための複製」など著作権法上の限られた例外を除き禁じられています．大学，病院，診療所，企業などにおいて，業務上使用する目的（診療，研究活動を含む）で上記の行為を行うことは，その使用範囲が内部的であっても，私的使用には該当せず，違法です．また私的使用に該当する場合であっても，代行業者等の第三者に依頼して上記の行為を行うことは違法となります．

JCOPY　〈出版者著作権管理機構　委託出版物〉
本書の無断複製は著作権法上での例外を除き禁じられています．複製される場合は，そのつど事前に，出版者著作権管理機構（電話 03-3513-6969，FAX 03-3513-6979，info@jcopy.or.jp）の許諾を得てください．

＊「理学療法NAVI」は株式会社医学書院の登録商標です．

執筆者一覧(執筆順)

手塚純一	川崎幸病院リハビリテーション科・科長
松田淳子	大阪行岡医療大学医療学部准教授・理学療法学科
対馬栄輝	弘前大学大学院准教授・保健学研究科
森沢知之	兵庫医療大学リハビリテーション学部講師・理学療法学科
齊藤正和	榊原記念病院理学療法科・科長
野添匡史	甲南女子大学看護リハビリテーション学部助教・理学療法学科
井垣　誠	公立豊岡病院日高医療センター・リハビリテーション技術科・科長
髙橋哲也	東京工科大学医療保健学部教授・理学療法学科
吉田　剛	高崎健康福祉大学保健医療学部教授・理学療法学科
平野康之	徳島文理大学保健福祉学部准教授・理学療法学科

コラム執筆(執筆順)

小幡賢吾	岡山赤十字病院リハビリテーション科
田舎中真由美	インターリハ株式会社　フィジオセンター事業部
大久保圭子	昭和大学横浜市北部病院呼吸器センター
山本大誠	神戸学院大学総合リハビリテーション学部講師・理学療法学科
池田由美	首都大学東京健康福祉学部准教授・理学療法学科

シリーズ刊行にあたって

「理学療法 NAVI シリーズ」のねらい
(New Approach for Various Issues)

　今日，多くの理学療法課程を学ぶ学生が存在し，新人理学療法士もまた急増している．一人ひとりの学生や新人にとってみれば，学ぶべき医学的事項は飛躍的に増加し，膨大化する情報は錯綜している．このような状況においては，真に必要で価値のある基本的な知識と新しい技術の修得が求められる．ここでの NAVI はナビゲーション(航海術)を表しており，情報の大海のなかで座礁することなく海路を拓いてゆくための方略である．

　本「理学療法 NAVI シリーズ」は，理学療法，リハビリテーション医療において，きわめて基本的で不可欠な情報を厳選して示すことで，この世界に踏み出そうとするフロンティアのための水先案内人となることを志向している．

2016 年 9 月

首都大学東京・教授　**網本　和**

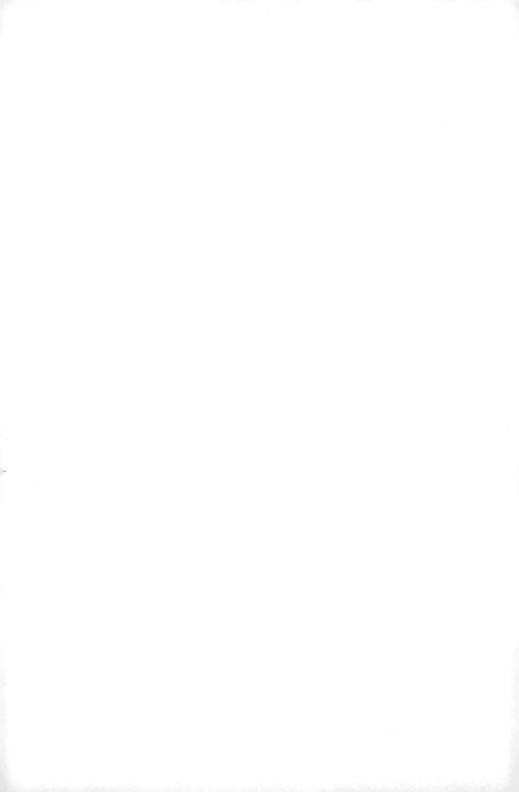

はじめに

　「理学療法NAVI」シリーズ「ここで差がつく "背景疾患別" 理学療法 Q & A」は，臨床の魅力や怖さもわかってきた若手理学療法士の臨床力のブラッシュアップを目的に企画されました．

　理学療法士として臨床を3年ほど務めると，自身の行っている理学療法が本当によいことなのか，もっとよい方法はないのかなど，目の前の患者さんに対して最善最良の方法を追い求めるようになります．しかし，専門書を開いても読み解くことは難しく，なかなか理解が進まないことも少なくありません．

　本書は，「理学療法NAVI」シリーズ "臨床思考" が身につく　運動療法 Q & A」の姉妹本で，理学療法士としてのロジカルな臨床思考を磨くための「思考のトレーニング」も兼ねたQ & A形式を採用しています．本書の執筆には，いずれも臨床での指導に長けた理学療法のエキスパートにあたっていただきました．各エキスパートが多くの症例から経験し，長い時間をかけて専門書を読んで修得した内容をわかりやすく自分の言葉として書き下ろした本書を通読することで，もっと自分の力を伸ばしたいと切望している若手理学療法士にとっては，エキスパートの臨床思考過程に触れる絶好の機会となります．

　特に本書ではアドバンス編として，患者さんに付帯する症状や兆候，特徴的なサインなどに対して理学療法士がどのような配慮・評価をすべきかを修得することを目的としています．超高齢社会に突入し，担当する患者さんがもつ疾患や障害も1つではないことが増えてきています．理学療法士として，患者さんの背景にあるものを確かに把握し，評価と実践をすることで患者さんの状態の改善に寄与し，またリハビリテーションチームの仲間にも信頼されることにつながります．

　本書が若手理学療法士の臨床での疑問を解くカギとなり，さらなる臨床力のブラッシュアップにつながるきっかけとなることを期待しています．「理学療法NAVI」シリーズは，理学療法士としてのロジカルな臨床思考を身につけ，真に臨床力のある理学療法士に近づくためのバイブルです．さらなるシリーズの展開にご期待ください．

2016年9月

高橋哲也

目次

1 脳血管障害（急性期）についてのQ & A ―― 手塚純一　1

- **Q1** 脳血管障害の急性期で，早期離床が重要視される理由を教えてください　2
- **Q2** 脳血管障害の急性期のリスクマネジメントのポイントを教えてください．注意すべきことは何ですか？　5
- **Q3** 脳血管障害の急性期理学療法で，してはいけないことを教えてください　9
- **Q4** 脳血管障害の症例のCTやMRIの画像をみる際に，どのような点に注意することが重要ですか？　12
- **Q5** 急性期の目標設定に難渋します．急性期にできる予後予測法について教えてください　16
- **Q6** 早期離床以外には，急性期にどのような理学療法を行うとよいでしょうか？　18

2 脳血管障害（回復期）についてのQ & A ―― 松田淳子　23

- **Q1** 課題指向型トレーニングとは何ですか？　どのような評価に基づいて，何を何回すればよいですか？　24
- **Q2** バイオフィードバック療法，機能的電気刺激（FES），促通反復療法，CI療法，ミラーセラピー，トレッドミル歩行，ボバースアプローチ，ロボティクスなど，介入方法は氾濫しているように思います．どう使い分ければよいですか？　27
- **Q3** 装具選択のコツを教えてください　31
- **Q4** 日本では動作獲得や姿勢などが重視され，全身持久力は軽視されているように思います．適切な身体活動量の設定方法を教えてください　35
- **Q5** 脳血管障害回復期の患者を担当する理学療法士は，どのような力を蓄えていけばよいでしょうか？　39

3 運動器疾患に対する理学療法についてのQ & A ―― 対馬栄輝　41

- **Q1** 基本動作や歩行時に代償運動が認められました．代償運動があると何がいけないのでしょうか？　42
- **Q2** 代償運動が認められる場合，代償が出現しないように調整することを優先して動作練習すべきでしょうか？　それとも，代償の原因となる，例えば痛みや筋力低下を改善することを優先すべきでしょうか？　45
- **Q3** テーピングやサポーター，装具の効果のメカニズムと効果的な使用法について教えてください　47

- Q4 関節に過剰なストレスをかけないようにするために，筋力トレーニングや動作練習中に注意することはありますか？ 50
- Q5 運動療法として筋力トレーニングは，どのように行うのが効果的でしょうか？ 53

4 心機能が低下している患者についてのQ&A ——森沢知之 59

- Q1 ペースメーカ挿入患者の理学療法では何に注意したらよいですか？ 60
- Q2 特別な機器がない施設での運動処方はどうしたらよいですか？ 63
- Q3 不整脈のある患者にはどのように対応したらよいですか？ 65
- Q4 動くとすぐ息が切れる患者の場合，どのようにリスクマネジメントしたらよいですか？ 68
- Q5 脳卒中，運動器疾患，呼吸器疾患を合併した心疾患患者にはどのように対応すればよいですか？ 70

5 腎機能が低下している患者についてのQ&A ——齊藤正和 73

- Q1 腎機能が低下していることと理学療法の実施の有無は関係していますか？ 理学療法で腎機能が悪くなるのですか？ 74
- Q2 腎機能悪化は，何の指標を用いて評価すればよいですか？ 77
- Q3 運動療法によって腎機能は改善しますか？ 腎臓疾患患者の予後はよくなりますか？ 80
- Q4 血液透析患者において，血清クレアチニン値は何を示す指標ですか？ 82

6 呼吸機能が低下している患者についてのQ&A ——野添匡史 85

- Q1 呼吸困難感が強い患者さんに対して，どのように対応したらよいですか？ 86
- Q2 胸郭の柔らかさがなぜ必要なのかをわかりやすく教えてください 89
- Q3 酸素飽和度が低下すると，何がどのようにいけないのでしょうか？ 92
- Q4 呼吸器疾患患者における身体活動量の意味を教えてください 94

7 糖尿病に対する運動療法についてのQ&A ——井垣 誠 97

- Q1 運動療法でなぜ血糖コントロールがよくなるのですか？ わかりやすく教えてください 98

- Q2 運動で血糖が高くなる人もいます．なぜですか？ 101
- Q3 運動による低血糖を早期発見するコツと，対処方法を教えてください 104
- Q4 レジスタンス運動と有酸素運動，どちらを先に行えばよいですか？ 107
- Q5 糖尿病合併症がある場合の運動の適否について教えてください 110
- Q6 まとまった運動の時間がとれない人の場合，どのような指導を行えばよいでしょうか？ 113

8 フレイルに対する理学療法についてのQ&A ———高橋哲也 117

- Q1 フレイルはサルコペニアや廃用症候群と何が違うのでしょうか？ 118
- Q2 フレイルの評価について教えてください．最も重要な評価は何でしょうか？ 121
- Q3 身体的フレイル以外の精神心理的フレイル，社会的フレイルとは何ですか？ 125
- Q4 年をとればみんな弱くなります．フレイルでは何がいけないのでしょうか？ 127
- Q5 フレイルの対象者に対して理学療法士はどのようにアプローチすればよいのでしょうか？ 130

9 誤嚥・嚥下障害に対する理学療法についてのQ&A ———吉田　剛 135

- Q1 誤嚥の種類と，対応する各予防法について教えてください 136
- Q2 理学療法士にできる誤嚥・嚥下障害の評価方法を教えてください 140
- Q3 理学療法士にできる嚥下障害に対する運動療法と，その適応を教えてください 145
- Q4 嚥下トレーニングは何回，どのくらいの期間行えば効果がありますか？ 150
- Q5 嚥下トレーニングを行う前や行っている最中に注意すべきことは何ですか？発生しやすい事故についても教えてください 152
- Q6 誤嚥性肺炎予防のための指導は，どのようにしたらよいですか？ 154

10 在宅での理学療法についてのQ&A ———平野康之 159

- Q1 在宅に行く場合，何を持って行けばよいですか？七つ道具を教えてください 160
- Q2 患者が通院している病院からは，どのような情報をもらってきてもらうことが有効ですか？また，通院病院からの情報の活かし方について教えてください 163

Q3 在宅での血圧管理や体重管理など全身管理の方法・コツを教えてください　166
Q4 在宅で手軽にできる有効な運動を教えてください　170
Q5 在宅で必須のフィジカルアセスメントについて教えてください　173
Q6 在宅で実施する運動機能評価を教えてください　176

索引　181

■コラム

なぜICUで早期離床が必要なのでしょうか？ ・・・・・・・・・・・・・・・・・・・・・・・・・小幡賢吾　20
「コアトレーニング」について，わかりやすく教えてください ・・・・・・・・田舎中真由美　56
視覚障害者に対する運動指導の注意点を教えてください ・・・・・・・・・・・・・・大久保圭子　116
抑うつ状態にある対象者への運動指導における注意点を教えてください
　　　　　　　　　　　　　　　　　　　　　　　　　　　　　・・・・・・・・・・・・・・・・山本大誠　134
「運動学習」についてわかりやすく教えてください．「運動学習」と，
「身体で覚える」ことは同じですか？ ・・・・・・・・・・・・・・・・・・・・・・・・・・・・・池田由美　180

略語一覧

数字

10RM 10 repetition maximum(10回反復最大負荷)

A

AFO ankle foot orthosis(短下肢装具)
AHA American Heart Association(米国心臓協会)
AKI acute kidney injury[急性腎不全(急性腎障害)]
AMPK AMP-activated protein kinase(AMP活性化蛋白質キナーゼ)
AT anaerobic threshold(嫌気性代謝閾値)
AWGSOP Asian Working Group on Sarcopenia in Older People

B

BI Barthel index(バーセル指数)
BIA bioelectrical impedance analysis(生体電気インピーダンス法)
BMI body mass index(体格指数)
BRS Brunnstrom recovery stage(ブルンストローム・ステージ)

C

CHS Cardiovascular Health Study
CI constraint induced movement therapy(CI療法)
CKD chronic kidney disease(慢性腎臓病)
CKD-MBD chronic kidney disease-mineral and bone disorder(CKDに伴う骨・ミネラル代謝異常)
COPD chronic obstructive pulmonary disease(慢性閉塞性肺疾患)
CT computed tomography(コンピュータ断層撮影)

D

DVT deep veins thrombosis(深部静脈血栓症)
DWI diffusion weighted image(拡散強調画像)
DXA dual-energy X-ray absorptiometry(二重エネルギーX線吸収測定法)

E

EWGSOP European Working Group on Sarcopenia in Older People

F

FES functional electrical stimulation(機能的電気刺激)
FFA free fatty acid(遊離脂肪酸)
FIM functional independence measure(機能的自立度評価法)
FLAIR fluid-attenuated inversion recovery(フレアー法)

G

GLUT glucose transporter(糖輸送担体)
GNRI geriatric nutritional risk index

H

HHD　hand-held dynamometer（ハンドヘルドダイナモメータ）

I

ICU　intensive care unit（集中治療室）
ICUAW　ICU acquired weakness（ICU 関連筋力低下）
IGF-1　insulin-like growth factor-1（インスリン様成長因子-1）
IL-6　interleukin-6（インターロイキン 6）
IL-18　interleukin-18（インターロイキン 18）
IRS-1　insulin receptor substrate-1（インスリン受容体基質-1）

K

KAFO　knee ankle foot orthosis（長下肢装具）
KIM　kidney injury molecule-1（腎障害分子 1）

L

L-FABP　liver type fatty acid binding protein（尿中肝臓型脂肪結合蛋白）
LSA　life space assessment（身体活動量）

M

MASA　Mann assessment of swallowing ability
M-FRT　modified functional reach test
MPT　maximum phonation time（最長発声持続時間）
MRA　magnetic resonance angiography（MR 血管造影）
MRI　magnetic resonance imaging（磁気共鳴画像）

N

NEAT　non-exercise activity thermogenesis（非運動性熱産生）
NGAL　neutrophil gelatinase-associated lipocalin（好中球ゲラチナーゼ結合性リポカイン）
NYHA　New York Heart Association

P

PI3K　phosphoinositide 3-kinase（ホスホイノシチド 3-キナーゼ）
PICS　post intensive care syndrome（集中治療室後後遺症）
PRE　progressive resistive exercise（漸増抵抗運動）

Q

QOL　quality of life（生活の質）

R

ROM　range of motion（関節可動域）
RPE　rating of perceived exertion（自覚的運動強度）

S

sCr serum creatinine（血清クレアチニン）
SCU stroke care unit（脳卒中ケアユニット）
SLR straight leg raising（下肢伸展挙上）
SMBG self-monitoring of blood glucose（血糖自己測定）
SPPB short physical performance battery

T

TES therapeutic electrical stimulation（治療的電気刺激）
TNF-α tumor necrosis factor-α（腫瘍壊死因子 α）
TUG timed up & go test

U

USN unilateral spatial neglect（半側空間無視）

V

VF videofluorography（嚥下造影検査）

1

脳血管障害(急性期)についてのQ&A

手塚純一

Q1 脳血管障害の急性期で，早期離床が重要視される理由を教えてください

A
❶脳血管障害の急性期のリハビリテーションの目的は，治療と同時に廃用症候群を予防しADL能力を改善していくことである
❷早期離床により合併症の予防も可能である
❸早期の座位・立位練習は，その後の運動機能や日常生活動作(ADL)を有意に改善する

❶脳血管障害の急性期のリハビリテーションの目的は，治療と同時に廃用症候群を予防しADL能力を改善していくことである

「脳卒中治療ガイドライン2015」では，「不動・廃用症候群を予防し，早期の日常生活動作(ADL)向上と社会復帰を図るために，十分なリスク管理のもとにできるだけ発症後早期から積極的なリハビリテーションを行うことが強く勧められる(グレードA)．その内容には，早期座位・立位，装具を用いた歩行訓練，摂食・嚥下訓練，セルフケア訓練などが含まれる」と示されています[1]．

「離床」とは，車椅子への移乗が可能で，洗面所あるいは車椅子トイレでの排泄や，車椅子での食事摂取，ベッドサイドでのリハビリテーションを開始していくことを指します．また「早期」の定義は文献によって異なりますが，「Agency for Health Care Policy and Research (AHCPR) guideline」[2]では，医学的に可能なら発症から24～48時間以内に寝返り，座位，セルフケアなどの自動運動を開始することが推奨されています．

つまり病態別に十分なリスクマネジメントのもと，医学的に可能なら発症から24～48時間以内に座位，立位をとり，摂食・嚥下やセルフケアを含めた可能な限りの日常生活を速やかに開始することが重要なのです．

❷早期離床により合併症の予防も可能である

早期離床により，深部静脈血栓症(DVT)，褥瘡，関節拘縮，下側肺障害など不動・臥床で起こる合併症は予防可能と考えられています．また，安静臥床により廃用性筋萎縮が進行するため，可能な限り早期からリハビリテーションを

開始する必要があります．DVT は早期に離床が開始されている例では発症は少なく，早期歩行開始がされている場合にはその発症リスクは 1/5 に減少することが知られています．

脳梗塞患者を早期離床（発症 52 時間以内）させた群と 7 日後に離床させた安静群を比較したところ，早期離床群での重篤な合併症は 8％，安静群では 47％に重篤な合併症が生じ，早期離床群のほうが有意に合併症の発生が少なかったとの報告があります[3]．

英国の大規模研究である VERITAS[4] でも，脳卒中ユニットに入院した患者を対象に早期離床群と対照群を比較したところ，早期離床群で不動による合併症（肺炎や DVT，尿路感染症など）の発生率が低く，3 か月後の ADL 自立度も有意に高いことが示されています．

❸ 早期の座位・立位練習は，その後の運動機能や日常生活動作（ADL）を有意に改善する

オーストラリアの大規模研究である **AVERT（A Very Early Rehabilitation Trial） phase Ⅱ** では，「脳卒中の発症 24 時間以内に座位，立位などのリハビリテーションを開始した群で，歩行自立までの日数と在院日数が短縮し，12 か月後の ADL 自立度が有意に上回っていた」と報告されています．

「脳卒中治療ガイドライン 2015」でも，「早期にリハビリテーションを開始することにより，体幹機能を良好に保ち，機能転帰が良好で再発リスクの増加もみられず，ADL の退院時到達レベルを犠牲にせずに入院期間が短縮された」と推奨されています[1]．

また，急性期から長下肢装具を装着して早期に立位・歩行練習を開始することが広く行われるようになり，近年では集中治療室でも使用できる免荷式歩行器の導入も広がっています．

引用文献

1) 日本脳卒中学会脳卒中ガイドライン委員会（編）：脳卒中治療ガイドライン 2015．協和企画, 2015
2) Agency for Health Care Policy and Research (AHCPR)：Post-Stroke Rehabilitation. AHCPR Clinical Practice Guidelines No16, 1995
3) Diserens K, et al：Early mobilization out of bed after ischaemic stroke reduces severe complications but not cerebral blood flow：a randomized controlled pilot trial. Clin Rehabil 26：451-459, 2012

4) Langhorne, et al : Very Early Rehabilitation or Intensive Telemetry after stroke ; a pilot randomised trial. Cerebrovasc Dis 29 : 352-360, 2010

Q2 脳血管障害の急性期のリスクマネジメントのポイントを教えてください．注意すべきことは何ですか？

A
1. 急性期に発生しやすい事故には，神経症候増悪，転倒，誤嚥，肺塞栓症などがある
2. 神経症候増悪の予防には，離床開始基準の遵守と血圧管理が重要
3. リスクマネジメントには，リスクの予測と防止策の実行，モニタリング，対処法の備えが重要

❶ 急性期に発生しやすい事故には，神経症候増悪，転倒，誤嚥，肺塞栓症などがある（表1-1）

神経症候増悪は，高血圧性脳出血の15％に血腫増大が，高血圧性脳出血の5％および小脳出血の26～64％に急性水頭症がみられます．また，脳梗塞の20％前後に進行性脳卒中が，脳塞栓症の33～61％に出血性梗塞が，全脳梗塞の15％に脳梗塞再発がみられます[1]．

嚥下障害は70％にみられ，脳卒中後の肺炎と関連し予後不良因子です[1]．呼吸器感染症発生の頻度は脳卒中患者の22％であり，原因として意識障害や嚥下障害に伴う誤嚥が考えられています．

DVT発生の頻度は2％で，特に運動麻痺を有する患者でみられます．脳梗塞患者の40％に下肢あるいは骨盤の静脈内にDVTが検出されたという報告もあります．肺塞栓症の頻度は1％で，多くは脳卒中発症後2～4週にみられま

表1-1 脳血管障害の急性期における合併症の発生頻度

合併症	頻度
神経症候増悪	①血腫増大：高血圧性脳出血の15％ ②急性水頭症：高血圧性脳出血の5％ 　　　　　　：小脳出血の26～64％
嚥下障害	70％
呼吸器感染症	22％
DVT	2％
肺塞栓症	1％

表 1-2 早期離床開始基準

1. 一般原則：意識障害が軽度（Japan Coma Scale にて 10 以下）であり，入院後 24 時間神経症状の増悪がなく，運動禁忌の心疾患のない場合には，離床開始とする
2. 脳梗塞：入院 2 日までに MRI/MRA を用いて，病巣と病型の診断を行う
    1) アテローム血栓性脳梗塞：MRI/MRA にて主幹動脈の閉塞ないし狭窄が確認された場合，内頸動脈系は 24 時間，椎骨動脈系は 72 時間，神経症状の変動を観察して離床を開始する
    2) ラクナ梗塞：診断日より離床開始する
    3) 心原性脳梗塞：左房内血栓の有無，心機能を心エコーにてチェックし，左房内血栓と心不全の徴候がなければ離床開始とする．経過中に出血性梗塞の発現に注意する
3. 脳出血：発症から 24 時間は CT にて血腫の増大と水頭症の発現をチェックし，それがみられなければ離床開始する
    脳出血手術例）術前でも意識障害が軽度（Japan Coma Scale にて 10 以下）であれば離床開始する．手術翌日から離床開始する
4. 離床開始ができない場合：ベッド上にて拘縮予防のための ROM エクササイズと健側筋力トレーニングは最低限実施する
5. 血圧管理：離床時の収縮期血圧上限を，脳梗塞では 200～220 mmHg，脳出血では 160 mmHg と設定し，離床開始後の血圧変動に応じて個別に上限を設定する

［原　寛美：脳血管障害急性期のリハビリテーション．診断と治療 90(suppl)：90，2002 より改変］

す．意識障害の重度遷延例，手術施行例，重度弛緩性麻痺群など，発症後に一定の安静臥床期間を有した症例においては DVT が生じている可能性がきわめて高く，肺塞栓症は 57％が起立や歩行，22％が排便や排尿に伴って発症していました．発症状況に安静解除後の起立時，歩行時や排便・排尿時が多いことには注意が必要です[2]．

❷神経症候増悪の予防には，離床開始基準の遵守と血圧管理が重要

　早期離床に取り組む多くの施設が標準的な指標として取り入れているのが，脳血管障害患者の早期離床開始基準[3]です（表 1-2）．この基準に則り病型別に離床開始時期を判断したうえで，離床という運動負荷に対して身体がどのような反応を示すか，バイタルサインをモニタリングしながら進めていきます．

　多くの例では離床に伴い血圧の上昇を認めるため，収縮期血圧上限を脳梗塞で 200～220 mmHg，脳出血では 160 mmHg と設定し，離床開始後の血圧変動に応じて個別に上限を設定します．一方，脳梗塞の非主幹動脈閉塞群では 20％が血圧低下，主幹動脈閉塞群では 26％が血圧低下するため注意が必要です[4]．

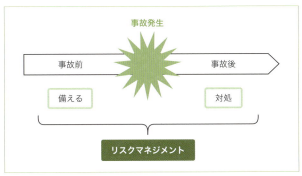

図1-1 リスクマネジメント

表1-3 脳血管障害急性期のリスクマネジメント

リスク	最も注意すべき時期	防止策	モニタリング	症状	発生時の対処法
神経症候増悪	72時間以内	病型別離床開始基準の順守	血圧心拍数	意識障害増悪運動麻痺増悪	安静脳画像評価
骨折	離床開始期	介助法の統一センサーの活用	認知機能	疼痛腫脹・発赤	安静X線評価
誤嚥性肺炎	7日以内	早期嚥下評価体位ドレナージ口腔ケア	呼吸音酸素飽和度	発熱酸素飽和度低下呼吸音増悪	排痰・吸引酸素投与
肺塞栓症DVT	発症後2〜4週	弾性ストッキング間欠的空気圧迫法早期離床	疼痛腫脹周径	下肢の疼痛・腫脹頻呼吸・頻脈ショック・低血圧	安静酸素投与

❸リスクマネジメントには，リスクの予測と防止策の実行，モニタリング，対処法の備えが重要

　リスクマネジメントとは，単純にバイタルサインを測定することではなく，「想定されるリスク」が起こらないように原因となる事象の防止策を実行し，万が一起きたときの対処法と合わせて備えることを指します（図1-1）．

　先述した脳血管障害の急性期に起きやすい事故・合併症それぞれに対し，起きやすい時期を把握し防止策を実行します．そして万が一起きたときにいち早く気づけるようモニタリングを行い，起こりうる症状と発生時の対処法をあらかじめ想定しておくことが重要です（表1-3）．

引用文献

1) 日本脳卒中学会・脳卒中ガイドライン委員会(編):脳卒中ガイドライン 2015. pp 279-280, 303-305, 協和企画, 2015
2) 芝崎謙作, 他:脳卒中急性期の合併症と対応. J Clin Rehabil 23:436-440, 2014
3) 原　寛美:脳血管障害急性期のリハビリテーション. 診断と治療 90:87-96, 2002
4) 原　寛美:脳卒中リハビリテーションポケットマニュアル. 医歯薬出版, 2007

推奨文献

5) 影近謙治:リハ施行基準・全身管理. J Clin Rehabil 24:1190-1198, 2015

Q3 脳血管障害の急性期理学療法で，してはいけないことを教えてください

❶ 一律に早期離床を行うことは危険である
❷ モニタリングなしで運動療法を行ってはいけない
❸ 脳血管障害の急性期は，予後を簡単にあきらめてはいけない

❶ 一律に早期離床を行うことは危険である

2015年にLancet誌に掲載されたAVERT phase Ⅲでは，「脳卒中の発症後24時間以内に離床を始め，1日6回計30分のリハビリテーションを行う"超早期離床"では，3か月後の転帰が"通常ケア"（24〜48時間以内に離床，1日3回計10分のリハビリテーション）より劣る」という結果が示されました[1]．

これまで発症後早期から積極的なリハビリテーションを行うことで安静臥床により起こる合併症を予防することが重要とされてきましたが，実は発症からどれくらいの時期でリハビリテーションを開始すべきかという点で明確な指標はありません．今回の臨床試験はこれに警笛を鳴らした形で，急性期リハビリテーションの現場に波紋を広げています．

AVERT phase Ⅲでは，脳卒中の発症から24時間以内に入院した発症前の身体機能が自立で状態が安定していた患者を，性別・年齢・病型・重症度などで層別化したうえでランダムに2群に割り付けています．結果は上述したとおりですが，有害事象として発症後24時間以内の超早期離床群で神経症状の増悪が多く，なかでも進行性脳卒中や再発が多い傾向がみられました．

これらのことから総合して考えると，**一律に24時間以内の早期離床を行うことは危険であり，離床開始基準に則り病型や病態に合わせて慎重かつ積極的に離床を進めていく**ことが脳血管障害急性期には必要であるといえます．

❷ モニタリングなしで運動療法を行ってはいけない

離床を含めた運動療法が脳血管障害急性期の患者に与える負荷量は，病態によって異なります．片麻痺患者の歩行では，正常歩行の2.0〜2.5倍の酸素を消費します．安静時と歩行時の心拍数を比較すると，健常者の18％増に対し片

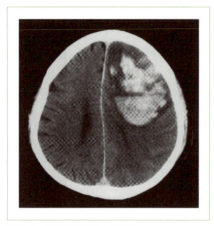
図1-2 症例（脳出血1病日）

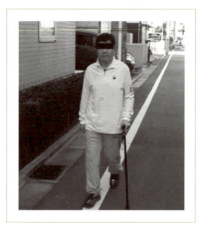
図1-3 症例（発症後1年半）

麻痺患者では30〜40％増であったという報告があり，起き上がりや立ち上がりなどの動作でも同様に健常者よりも片麻痺患者のほうが負荷が高いことが考えられます．

　加えて急性期では心房細動などの不整脈や感染症の併発，脱水，低蛋白血症により循環動態が不安定であったり，意識障害や失語などの高次脳機能障害により状況を的確に訴えることが難しい場合も少なくありません．したがって，心電図モニタを装着するなどして心拍数・血圧などをリアルタイムにモニタリングし，座位・立位・歩行と運動負荷を与えた際に身体がどのような反応を示すか，循環動態を評価しながら進めることが必要不可欠です．

❸脳血管障害の急性期は，予後を簡単にあきらめてはいけない

　脳血管障害急性期で最も難しいとの声を多く聞くのが，予後予測です．症例（図1-2，1-3）は60歳台の男性で，広範な脳出血のため発症後1か月間は強い意識障害を呈しましたが，急性期病院から回復期リハビリテーション病院を経由し，最終的には屋外T字杖歩行が可能となって自宅生活を営んでいます．

　脳血管障害の急性期においては，重症度が高くても予後不良とは一概にいえず，後述する脳画像などを最大限に利用して予後を予測するスキルが求められます．回復が見込めるというのには根拠が必要ですし，回復が見込めないとい

うのにも同様に根拠が必要です．**明らかに回復が見込めない状態でない限り，脳血管障害急性期では可能性を狭めない選択が必要**であると考えます．

引用文献

1) AVERT Trial Collaboration group：Efficacy and safety of very early mobilisation within 24h of stroke onset (AVERT)；a randomised controlled trial. Lancet 386：46-55, 2015

推奨文献

2) 高橋秀寿：急性期のシステム．総合リハ 43：185-191, 2015

Q4 脳血管障害の症例の CT や MRI の画像をみる際に，どのような点に注意することが重要ですか？

A
❶ CT や MRI で撮影された画像の種類と特徴を理解しよう
❷ 特徴的なスライスと脳の解剖を理解しよう
❸ 連絡線維の通り道を理解しよう

❶ CT や MRI で撮影された画像の種類と特徴を理解しよう

脳卒中急性期の脳画像撮影には脳出血でコンピュータ断層撮影(CT)が，脳梗塞で磁気共鳴画像(MRI)の拡散強調画像(DWI)が最も多く利用されます(図1-4～1-6)．表1-4のように信号変化の出現～消失時期を認識することで，発症時期を推測することができます．

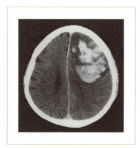

図1-4　脳出血 CT
CT では出血が白く，梗塞が黒く見える．

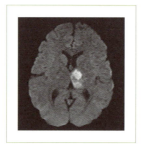

図1-5　脳梗塞 MRI(DWI)
MRI(DWI)では新鮮梗塞が白く見える．

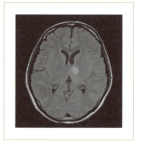

図1-6　脳梗塞 MRI(FLAIR)
MRI(FLAIR)では梗塞が白く見える．

表1-4　脳出血・脳梗塞の CT・MRI 撮影条件による描出

		1時間	6時間	1日	14～21日
脳出血	CT 高吸収域				
脳梗塞	DWI 高信号				
	FLAIR 高信号				
	CT 低吸収域				

❷ 特徴的なスライスと脳の解剖を理解しよう

頭部 CT や MRI の数あるスライスのうち，解剖学的に特徴のある表 1-5 のスライスをいつも観察するとよいでしょう．

表 1-5　特徴的なスライスと脳の解剖

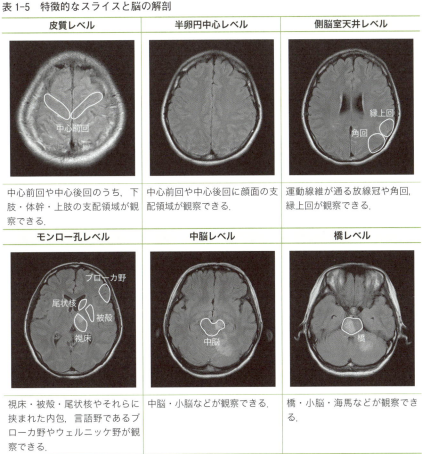

表 1-6　中心前回の同定法

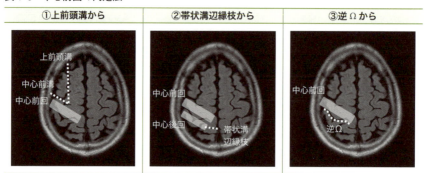

❸ 連絡線維の通り道を理解しよう

　ここでは運動線維の通り道を解説します．まずは半卵円中心レベルで中心前回の同定を行います．中心前回の同定には3つの方法があります．

　1つ目は上前頭溝から同定する方法です(表 1-6①)．大脳縦裂に平行して走る上前頭溝を前方からたどり，鋭角に折れ曲がる中心前溝を同定できると，その後方が中心前回になります．

　2つ目は帯状溝辺縁枝から同定する方法です(表 1-6②)．大脳縦裂を後方からたどり，最初にある行き止まりの溝である帯状溝辺縁枝を同定できると，その前方が中心後回，さらに前方が中心前回になります．

　3つ目は逆Ωから同定する方法です(表 1-6③)．逆Ωの形をした溝が発見できたらそれが中心溝であり，その前方が中心前回になります．このΩの膨らみの部分に手の運動野が存在するとされています．

　可能であれば上記のうち2つ以上の方法を組み合わせて中心前回を同定できると，確実性が増すでしょう．また中心前回と中心後回の厚さを比較すると，中心前回のほうが約1.5倍ほど厚くなっているのも特徴です．

　中心前回が同定できたら，皮質レベルから橋レベルまで運動線維の経路(表1-7)をたどっていきましょう．

表1-7 運動線維の経路

皮質レベル	半卵円中心レベル	側脳室天井レベル
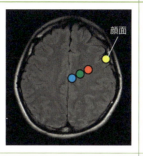	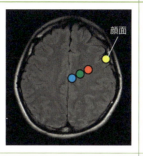	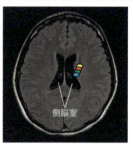
中心前回を同定する．中心前回の大脳縦裂内側面に下肢，次いで体幹，外側に上肢の支配領域が位置する．	下肢・体幹・上肢の線維は側脳室外側を通過するべく放射状に集束していき，最外側に顔面の支配領域が出現する．放線冠は神経線維が疎であり，この部位での損傷は比較的予後良好である．	下肢の線維は側脳室の近傍を通過する．下肢・体幹・上肢・顔面と横並びになっていた線維は側脳室に近づきつつ，顔面が前方，下肢が後方に"ひねり"が加わりながら内包に向け下行していく．
モンロー孔レベル	中脳レベル	橋レベル
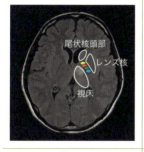	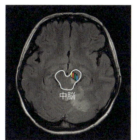	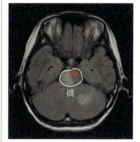
視床とレンズ核と尾状核頭部に挟まれた「くの字」型のすき間が内包である．顔面の線維は内包膝部を，上肢・体幹・下肢の線維は内包後脚を通過する．内包は神経線維が密であるため，この部位での損傷は運動麻痺が重度化しやすく比較的予後不良である．	中脳大脳脚を3つに分けた中央1/3を皮質脊髄路が下行する．中脳大脳脚は神経線維が非常に密であるため，この部位での損傷は運動麻痺が重度で予後不良である．	橋では腹側にある横橋線維の間を下行するため皮質脊髄路は小束に解かれる．このとき皮質橋線維は橋核に線維を送り，橋核から出る横橋線維が対側の中小脳脚を通って小脳に入る．橋では運動線維が疎であるため，この部位での損傷は運動麻痺が軽度で予後良好である．

● : 下肢　● : 体幹　● : 上肢　○ : 顔面

推奨文献

1) 手塚純一：画像からみた脳の障害と可能性．原　寛美（編）：脳卒中理学療法の理論と技術，改訂第2版．pp 281-298，メジカルビュー社，2016

Q5 急性期の目標設定に難渋します．急性期にできる予後予測法について教えてください

❶ 精度の高い予後予測法は示されておらず，適応と限界を理解して使用する必要がある
❷ 損傷部位によって運動予後が異なることにも留意する
❸ 脳画像所見と理学所見を組み合わせた予後予測が有用

❶ 精度の高い予後予測法は示されておらず，適応と限界を理解して使用する必要がある

　転帰予測の論文は多数ありますが，提示された予測率があまり高くない，検証群を用いた予測精度検討が少ない，予測に用いる変数の信頼性などが不十分であるなどの理由から，活用には注意が必要であるとされています「脳卒中治療ガイドライン 2015」．

❷ 損傷部位によって運動予後が異なることにも留意する

　急性期に同程度の運動麻痺を生じていても，脳の損傷部位によってその回復度合は異なります．これには運動線維の疎と密が関係しており，**線維が密な部位によって生じた運動麻痺は予後が悪く，線維が疎な部位によって生じている運動麻痺は比較的予後が良好です**．表1-8 に損傷部位と運動予後の関係をまとめました．

❸ 脳画像所見と理学所見を組み合わせた予後予測が有用

　特に急性期では，意識障害により正確な身体機能の把握が難しい，脳出血による脳圧亢進や脳梗塞に伴う脳浮腫などにより本来の損傷以上の機能低下を来していることが多い，などの理由が予測より難しくしています．MRI を用いて多数例を損傷部位別に詳細に検討することが予後予測に有用ですが，損傷部位が多岐にわたることもあり，系統的な研究はいまだ少ないのが現状です．

　現在のところは，脳画像所見をもとに表1-8 の損傷部位と運動予後の関係を参考にし，理学所見と発症前の心身機能や年齢などを総合的に判断していくことが求められます．

表 1-8 損傷部位と運動予後の関係

小さい病巣でも運動予後不良の部位	放線冠(中大脳動脈穿通枝領域)の梗塞
	内包後脚の梗塞・出血
	脳幹(中脳・橋・延髄前方)の梗塞・出血
	視床(後外側で深部感覚脱失したもの)の梗塞・出血
病巣の大きさと比例して運動予後が決まる部位	被殻出血
	視床出血
	前頭葉皮質下出血
	前大脳動脈領域の梗塞
大きな病巣でも運動予後良好な部位	前頭葉前方の梗塞・皮質下出血
	中大脳動脈後方の梗塞
	後大脳動脈領域の梗塞
	頭頂部後方から後頭葉・側頭葉の皮質下出血
	小脳半球に限局した片側の梗塞・出血

推奨文献

1) 千田 譲, 他：【脳卒中超早期リハビリテーション戦略】脳梗塞リハビリテーションにおける画像診断と障害像の分析/予後予測の進化. MED REHABIL 161：66-73, 2013

Q6 早期離床以外には，急性期にどのような理学療法を行うとよいでしょうか？

- ❶運動麻痺回復のステージ理論をもとに考えよう
- ❷皮質脊髄路の興奮性を高める刺激の1つとして，電気刺激療法がある
- ❸長下肢装具や体重免荷式歩行器を活用して，早期に立位姿勢をとることも重要

❶運動麻痺回復のステージ理論をもとに考えよう

運動麻痺回復のステージ理論とは，脳血管障害の運動麻痺回復には3つのステージがあり，1st stageとされる急性期に残存している皮質脊髄路を刺激し興奮性を高める介入を行うことにより，続く2nd stageと3rd stageにおける長期的な回復へとつながるというものです(**表1-9**)[1]．つまり，発症後の早い時期から残存する皮質脊髄路を効果的に刺激できるか否かによって，その後の運動麻痺の回復が左右されることになります．この理論によると **1st stage（急性期）** には，①効果的な早期介入と離床，②痙縮予防，③皮質脊髄路の興奮性を刺激することが必要とされています．

❷皮質脊髄路の興奮性を高める刺激の1つとして，電気刺激療法がある

電気刺激療法により期待される効果として，①残存する皮質脊髄路の刺激，②体性感覚入力の増加，③脊髄レベルでの相反性抑制による拮抗筋の痙縮予防などがあります．主要な麻痺側上下肢に対して電気刺激の施行時間は最低30分，周波数は目的に応じて20〜80 Hzを使い分けます(**表1-10**)．

表1-9 脳卒中運動麻痺回復再組織化のステージ

脳卒中発症後の時期	運動麻痺回復のメカニズム
〜3か月	残存する皮質脊髄路の興奮性を高めることによる麻痺の回復
〜6か月	皮質間の抑制が解除され，代替出力として機能する皮質ネットワークが再組織化されることによる回復
6か月〜	シナプス伝達の効率化による麻痺の回復

表 1-10 電気刺激の周波数と特性

周波数	特性
20 Hz	治療的電気刺激(TES)として使用 筋持久力増強 TypeⅠ線維(遅筋)を選択的に収縮
50 Hz	機能的電気刺激(FES)として使用 促通法との併用で使用 TypeⅡa(混合筋)の刺激
80 Hz	TESとして使用 筋肥大 TypeⅡb線維(速筋)を選択的に刺激

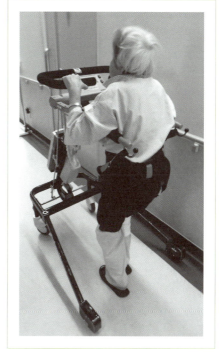

図 1-7 体重免荷式歩行器(POPO®)

❸長下肢装具や体重免荷式歩行器を活用して,早期に立位姿勢をとることも重要

　脳血管障害急性期には意識障害や下肢支持性低下のため,座位・立位姿勢をとることが困難な場合が多く,そのような場合には,治療用装具としての長下肢装具や,体重免荷式歩行器(図1-7)を活用することで,ICUやSCU内でも立位姿勢をとり,①残存する皮質脊髄路の刺激,②足底からの体性感覚入力の増加,③下肢の廃用症候群予防,④網様体賦活による覚醒を図ることができます.

推奨文献

1) Swayne OB, et al : Stages of motor output reorganization after hemispheric stroke suggested by longitudinal studies of cortical physiology. Cereb Cortex 18 : 1909-1922, 2008
2) 原　寛美:急性期から開始する脳卒中リハビリテーションの理論とリスク管理.原　寛美(編):脳卒中理学療法の理論と技術,改訂第2版. pp 281-298,メジカルビュー社,2016

コラム

なぜ ICU で早期離床が必要なのでしょうか？

小幡賢吾

　集中治療室(ICU)に入院している患者は，さまざまな集中治療を要する重症者がほとんどで，そのため人工呼吸器など各種機器や点滴類などの接続により身動きがとりにくい状態です．さらに薬剤により鎮静されることにより，安静臥床をせざるをえない状態となり，結果的に動作量が著しく低下します．
　しかし近年，この安静臥床により四肢や内臓器官の廃用症候群，ICU 獲得性筋力低下(ICUAW)，せん妄など，さまざまな問題が起こりうることが明らかになっています．これらは ICU を退室した後にも遷延し，回復にも時間を要します．このような状態を総称して集中治療後後遺症(PICS)といい，ICU 退室後のリハビリテーションの進行や ADL の改善にも大きく影響します[1]．2010 年に ABCDE(F)バンドル[2]，2013 年には Clinical practice guidelines for the management of pain, agitation, and delirium in adult patients in the intensive care unit[3] (PAD ガイドライン)が公表され，早期リハビリテーション，早期離床がこれらの予防に有効であることが示されました．このことも後押しとなり，近年では ICU における重症患者においても，状態が安定していれば早期リハビリテーション，早期離床を行うことが一般的になりつつあります．
　Stiller[4] は早期離床の効果として，せん妄期間の短縮，筋力の改善，人工呼吸期間の短縮，ICU 滞在日数の短縮，さらには在院日数の短縮などを挙げており，PICS の予防には不可欠な介入の 1 つといえます．また，重症患者に対し早期離床を行う際に問題となりうる有害事象に関しても多くの報告が見受けられますが，発生頻度は 1〜16％でばらつきはあるものの，多くは予測可能範囲の事象で，いずれも特別な処置を要さなかったとされています[5]．したがって早期から離床を行うことは，ICU 患者に行われているさまざまな治療のうちの 1 つということができ，病態が安定した段階で速やかに導入する必要があるといえます．
　ICU における早期リハビリテーション，早期離床は国内においては比較的新しい分野であり，今後も国内外からさまざまな報告がなされることが予測されます．本領域にかかわりのある理学療法士はそれらを注視し，最新の情報を得ていく必要があるでしょう．

引用文献

1) 氏家良人：ABCDEs バンドル．氏家良人，他（編）：ABCDEs バンドルと ICU における早期リハビリテーション，pp 41-48，克誠堂出版，2014〈ABCDE バンドルならびに PAD ガイドラインの解説やそれに伴うリハビリテーションに関して解説されています〉
2) Pandharipande P, et al：Liberation and animation for ventilated ICU patients：the ABCDE bundle for the back-end of critical care. Crit Care 14：157, 2010
3) Barr J, et al：Clinical practice guidelines for the management of pain, agitation, and delirium in adult patients in the intensive care unit. Crit Care Med 41：263-306, 2013
4) Stiller K：Physiotherapy in intensive care：an updated systematic review. Chest 144：825-847, 2013
5) 神津 玲：重症患者における早期理学療法の考え方．神津 玲：理学療法 MOOK 18 ICU の理学療法，pp 202-211，三輪書店，2015〈ICU においての理学療法に対し必要な知識や技術を医師・理学療法士によりわかりやすく記されています〉

2

脳血管障害(回復期)についてのQ&A

松田淳子

Q1 課題指向型トレーニングとは何ですか？ どのような評価に基づいて，何を何回すればよいですか？

A

❶ 課題指向型トレーニングとは，要求される運動課題そのものやその課題の遂行に関連する要素の学習を行うアプローチ方法

❷ 課題指向型トレーニングでは，対象者にとって意味があり，適切な難易度の「課題(目標)」の設定と「反復」が重要

❸ 評価は，「課題(目標)」，「戦略」，「機能」の3つの階層で行う．再現性のある標準化された評価法を用い，可視化と数値化を意識する

❶ 課題指向型トレーニングとは，要求される運動課題そのものやその課題の遂行に関連する要素の学習を行うアプローチ方法

課題指向型トレーニングは，脳の可塑性を利用した機能的再組織化を引き出す方法です[1]．

脳血管障害後の回復は，急性期に起こる虚血性ペナンブラの回復やdiaschisisの解消のほか，機能的再組織化と行動学的機能代償により起こります．**機能的再組織化は脳自体が失われた機能を取り戻すために可塑的に変化し，神経学的な機能代償が生じることを指し，行動学的機能代償は残存する運動機能や身体部位を使用することにより，運動障害を有する状況に見合った課題解決方法を構築すること**と定義されます．いずれも，脳血管障害の回復には必要なものですが，回復期の理学療法の立場からは，**機能的再組織化を含む機能障害の改善を促しながら活動レベルの向上を図ることが求められます**．課題指向型トレーニングは，脳の可塑性を利用した機能的再組織化を促すことが，これまでの研究で示されています．

また，「脳卒中治療ガイドライン2015」でも課題を繰り返す課題反復練習は，下肢機能の回復やADLの改善の項でグレードB〈行うよう勧められる〉で推奨されています[2]．

❷ 課題指向型トレーニングでは，対象者にとって意味があり，適切な難易度の「課題（目標）」の設定と「反復」が重要

脳の可塑的変化である機能的再組織化は，①使用依存性があり，②課題特異性があります．課題指向型トレーニングで課題と反復練習が強調されるのはこのためです．

麻痺肢の使用の機会が得られなければ，中枢神経系の機能的再組織化が得られないだけではなく，使用しないことを学習してしまう「学習性の不使用」が生じ，廃用性に機能を悪化させてしまいます．できるだけ使用の機会を多くつくることは，発症から期間が経っていても機能回復を起こすことができる可能性をもっています．このことはCI療法など，多くの研究で示されています[2]．

しかし，具体的にどれくらいの量を反復すれば効果が現れるのかについては，対象者がもつ機能や課題の種類，難易度により異なるため，明確な数字は一概にはいえません．理想は，「日常生活のなかで日常的に使用できる」レベルに到達できるまで，が１つの指標です．

一方で，機能的再組織化は，ただ反復練習を行うだけでは起こらず，課題（目標）の設定と難易度が大事であることも知られています．課題（目標）は対象者にとって必要のある動作であること，達成度が測定可能なものであること，一定期間内に到達可能なものであることを意識して設定します．課題の難易度はやさしすぎると脳の可塑的変化を起こせず，難しすぎると「代償」のみを生じさせ，機能障害の回復につながらない可能性があります．また，失敗の繰り返しは意欲の低下にもつながるため，対象者の能力よりも少し上のレベルの課題を設定することが大事です．

❸ 評価は，「課題（目標）」，「戦略」，「機能」の３つの階層で行う．再現性のある標準化された評価法を用い，可視化と数値化を意識する

課題指向型トレーニングでは，複数の階層で介入が行われます（図2-1）[3,4]．目標である結果を制約する因子は一次的には運動障害や感覚障害などの機能障害ですが，その改善が頭打ちになったときでも，その方法，戦略を変えることでより高い課題（目標）に到達できる可能性が出てきます．課題が可能になることは大事ですが，こうした代償的な運動が長期的に行われることで二次的な廃用や過用，誤用の問題を機能面で引き起こす可能性があります．また，そもそもの課題指向型トレーニングの効果をみるため，機能障害の評価を行うことも

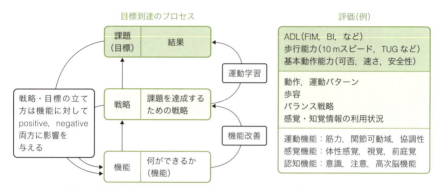

図 2-1　課題指向型トレーニングの効果を変化させる要因と評価
［大橋ゆかり：運動学習理論と理学療法―オーバービュー．PT ジャーナル 46：1，2012，臼田　滋：脳卒中患者に対する課題指向型トレーニングにおける測定．潮見泰藏（編）：課題指向型トレーニング，pp 93-122，文光堂，2015 より引用・改変］

大事です．

　以上のことから，私たちは**「課題（目標）」，「戦略」，「機能」の 3 つの階層の評価を行う**必要があります．評価指標は標準化された評価指標もしくは遂行時間や歩幅など，数値化できる指標を用います．戦略の評価は，筋電図や動作解析装置などがあれば，動的な変化を記録しますが，そういった機器がない場合でも，動画や写真などで定点評価を積極的に行い，変化を追っていきます．

引用文献

1) 石川　朗（編）：神経障害理学療法 I．pp 33-40，93-101，中山書店，2011〈脳血管障害後の機能回復や，課題指向型トレーニングと運動学習の理論的背景がわかりやすく解説されています〉
2) 日本脳卒中学会　脳卒中合同ガイドライン委員会（編）：2-1 運動障害・ADL に対するリハビリテーション．脳卒中治療ガイドライン 2015，pp 286-287，協和企画，2015〈日本を代表する脳卒中治療ガイドライン．推奨グレードは "A" が行うよう強く勧められる，"B" は行うよう勧められる，"C1" は行うことを考慮してもよいが，十分な科学的根拠がない，"C2" が科学的根拠がないので勧められない，"D" は行わないよう勧められます〉
3) 大橋ゆかり：運動学習理論と理学療法―オーバービュー．PT ジャーナル 46：9-15，2012〈課題指向型アプローチの基礎となる運動学習理論について解説されています〉
4) 臼田　滋：脳卒中患者に対する課題指向型トレーニングにおける測定．潮見泰藏（編）：課題指向型トレーニング．pp 93-122，文光堂，2015〈課題指向型トレーニングの評価指標を各指標の信頼性や妥当性とともに示してくれています〉

Q2 バイオフィードバック療法,機能的電気刺激(FES),促通反復療法,CI療法,ミラーセラピー,トレッドミル歩行,ボバースアプローチ,ロボティクスなど,介入方法は氾濫しているように思います.どう使い分ければよいですか?

A

❶ 各介入方法の特性,適応と内容をまず知り,根拠のある治療法を選択しよう

❷ 介入方法は,どれも対象者の能力を目標に近づける手段である.1つの介入方法に固執しない

❸ ロボティクスは,近年飛躍的に発展を続けている分野であり,理学療法士にはその活用のための知識と経験,そして有効な活用方法の確立が求められる

❶ 各介入方法の特性,適応と内容をまず知り,根拠のある治療法を選択しよう

Qに挙げられた介入方法にはそれぞれに特性があります.まずは,各介入方法の内容と,何に影響を与えて機能改善を図るのかを学ぶことが必要です.また,介入方法の選択に関しては,科学的根拠をもった介入方法であるのかも大切です.表2-1に,各種介入方法が「脳卒中治療ガイドライン2015」で取り上げられた領域と推奨レベルを一覧にしました[1].複数の領域に推奨されている介入方法はFESのみですが,各介入方法ともその考え方や理論背景はほかの領域にも応用可能です.まず,それぞれの介入方法がどのような根拠に基づいて,どのような対象者にどのような目標のもと,どのような手法で行われるのかを正しく理解しましょう.この項目の末尾に,各介入方法を詳述している文献を提示しました.

❷ 介入方法は,どれも対象者の能力を目標に近づける手段である.1つの介入方法に固執しない

歴史的に理学療法介入に対してさまざまな議論が行われてきた結果,導かれた現在の結論は,「1つの介入方法だけで,対象者がもつ問題点すべてを解決

表 2-1　各種介入方法のガイドライン対象領域と推奨レベル

介入方法＼ガイドライン	運動障害・ADL	歩行障害	上肢機能障害	痙縮	肩
バイオフィードバック療法		B			
機能的電気刺激(FES)		B	B	C1	B
促通反復療法			B		
CI療法			A		
ミラーセラピー			B		
トレッドミル歩行		B			
ボバースアプローチ	－*				
ロボティクス		B			
装具療法(短下肢装具)		B			

〈推奨レベル〉A：行うよう強く勧められる，B：行うよう勧められる，C1：行うことを考慮してもよいが十分な科学的根拠がない，C2：科学的根拠がないので勧められない，D：行わないよう勧められる
＊ボバースアプローチは「脳卒中治療ガイドライン 2015」のエビデンス部分で取り上げられているが，推奨レベルはつけられていない．

[日本脳卒中学会　脳卒中合同ガイドライン委員会(編)：脳卒中治療ガイドライン 2015，協和企画，2015 より引用・改変]

できることはない」ということです．あくまでも対象者の課題(目標)を中心におき，その課題を解決するために何を導入するべきなのかを選択します．背景に病態や症状の評価が必要であることはいうまでもありません[2]．

　例えば，「脳卒中治療ガイドライン 2015」の上肢機能障害に対するリハビリテーションで推奨レベル A がついている CI 療法は，慢性期の比較的軽度の麻痺をもつ患者への有効性が高く評価されていますが，急性期症例に対する優位性には乏しいとされています．そのプログラム遂行に要する時間から，日本の保険診療下での忠実な実践は困難です．一方，CI 療法でいわれる「学習された不使用」の克服と，使用依存性の脳機能構築，日常生活における麻痺肢使用の定着効果は，急性期の症例にも，重度の麻痺症例にも，また上肢以外の障害にも多くの示唆を与えます．

　歩行障害に対するリハビリテーションでは，バイオフィードバック療法，FES，トレッドミル歩行，ロボティクス，装具療法が推奨レベル B で並んでいます．推奨レベルは同じですが，適応の障害のレベルや最適な時期，専用機器の必要性の有無，歩行のどの要素に効果を出すことができるのか，必要なコストなど条件はさまざまです．高額な機器を用いなくてもある一定の条件をクリ

アすれば，平地歩行練習と効果は変わらないとする研究もあります．

これらの治療方法を導入するか否かは，使用環境にいる理学療法士に委ねられます．環境面の制約も少なくないかもしれませんが，限られた介入時間のなかで最大限に機能・能力が引き出せる介入方法は何か模索することを，日々知識のアップデートとともに行うことが重要です．

❸ロボティクスは，近年飛躍的に発展を続けている分野であり，理学療法士にはその活用のための知識と経験，そして有効な活用方法の確立が求められる

ロボティクスを活用したリハビリテーションは，近年急速に注目を集めています．歩行支援に関するロボットリハビリテーション技術も保険適用が認められたHALをはじめとして多数存在し，それぞれに異なった機能と可能性をもっています．

歩行支援にせよ介護支援にせよ，ロボット技術をリハビリテーションのなかで活用するためには臨床で実際に使用する理学療法士が個々の特性や限界を理解しておく必要があります．大畑は，対象者の歩行，動作再建を担うものとして，理学療法士は①最適な機器の選定と②運動学習を進めることができるアシスト量や利用場面の設定，そして③対象者に正しく機器の機能と効果を説明し，対象者の意欲と効果を引き出す役割をもつと述べています．そして，何より大切なのは，これらの役割を全うすることによりリハビリテーションに対する信頼を得ることだとしています[3]．

これらは私たちの理学療法介入のそのいずれにも当てはまることですが，これから発展する新しい介入技術に積極的に取り組み，確かな理学療法士の役割と存在意義を構築していきたいものです．

引用文献

1) 日本脳卒中学会 脳卒中合同ガイドライン委員会（編）：脳卒中治療ガイドライン2015．協和企画，2015
2) 吉尾雅春，他：神経系理学療法テクニックセオリーの再考―神経系．理学療法学 37：228-238，2010〈吉尾雅春氏，故今川忠男氏，森岡周氏による第44回日本理学療法士協会全国研修大会のシンポジウム記録．理学療法テクニック発展の歴史，これからの理学療法に求められることなどが3氏のディスカッションで展開されています．これまでの神経疾患に対する理学療法の変遷を知ることができるので，ぜひ一読をお勧めします〉
3) 大畑光司：歩行支援機器の現状と未来．PTジャーナル 49：882-888，2015〈ロボティクスをは

じめとする歩行支援技術の意義と展望を解説しています〉

推奨文献

4) 辻下守弘：バイオフィードバック療法．原　寛美，他(編)：脳卒中理学療法の理論と実際．pp 445-456，メジカルビュー社，2013
5) 田中直樹：トレッドミルトレーニング．原　寛美，他(編)：脳卒中理学療法の理論と実際．pp 436-446，メジカルビュー社，2013
6) 野嶌一平：ミラーセラピー：鏡を使ったリハビリテーション．浦川　将(編)：リハビリテーションのためのニューロサイエンス，pp 151-167，メジカルビュー社，2015
7) 川平和美：片麻痺回復のための運動療法──促通反復療法「川平法」の理論と実際．医学書院，2010
8) 道免和久：CI 療法──脳卒中リハビリテーションの新たなアプローチ．中山書店，2008
9) 浦川　将，他：ロボットによる歩行リハビリテーション．浦川　将(編)：リハビリテーションのためのニューロサイエンス．pp 218-240，メジカルビュー社，2015

Q3 装具選択のコツを教えてください

A
❶麻痺側の運動障害の重さだけでなく，覚醒の状態や非麻痺側の下肢機能，高次脳機能障害，姿勢定位の課題などを含めて検討を行う
❷治療用長下肢装具を作製する場合は，経時的な機能変化に合わせ，長さや可動性が変更できるデザインを取り入れる．短下肢装具作製の場合は機能を制約しにくく，二次障害をつくりにくいデザインを選択する
❸装具選択の際には，装具作製後，機能変化，環境変化に合わせた装具の使い分け，作り替えの知識と意識をもつ

❶**麻痺側の運動障害の重さだけでなく，覚醒の状態や非麻痺側の下肢機能，高次脳機能障害，姿勢定位の課題などを含めて検討を行う**

　装具作製の必要性について判断するために，河津らは独自のアルゴリズムを作成しています（図2-2）[1]．麻痺側下肢の運動障害が重度であるときにはもちろんですが，覚醒の状態や非麻痺側の筋力や運動機能，高次脳機能障害や姿勢定位の障害などがあり，脳血管障害者がもっている運動機能を活かせない場合にも装具の使用，作製を検討します．

　装具療法は「脳卒中治療ガイドライン2015」で急性期のリハビリテーションではグレードA，歩行障害に対するリハビリテーションではグレードBと，早期からの導入が推奨されています[2]．「立位がとれる」，「（介助下であっても）歩ける」ということは，生物学的な「ヒト」の機能を改善するためにも，社会的動物としての「人」の尊厳と自信を回復するためにも大事なことです．そして運動学習の観点からいえば，その人にとって必要な課題をできるだけ多く反復して練習することは，前述のガイドラインでもグレードAで強く推奨されています．理学療法士のハンドリングだけでは十分確保できない量的な側面を装具が補ってくれると考えれば，使用適応の可能性があるのならば早期から積極的に用い，同時に予後予測や頻回に下肢機能や立位，歩行能力のチェックを行い，ミニマム化，脱装具化を行うタイミングを図っていくことが，早期の問題解決につながると考えます．

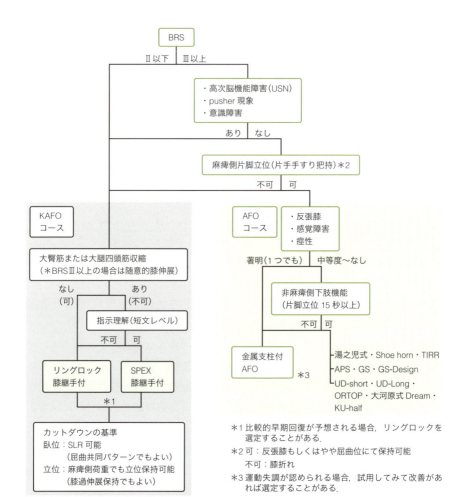

図 2-2　脳卒中下肢装具アルゴリズム

まず，Brunnstrom stage(BRS)から始まりⅡ以下の場合は KAFO コースへ，Ⅲ以上の場合は AFO コースへ進む．Ⅲ以上でも，USN，pusher 現象または意識障害が認められれば KAFO コースへ進み，認められなければ麻痺側片脚立位を行い，明らかな膝折れが認められる場合も KAFO コース，なければ AFO コースへ進んでいく過程をとる．

(河津弘二，他：長下肢装具による脳卒中片麻痺の運動療法の取り組み．PT ジャーナル 45：209-211, 2011)

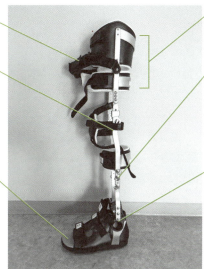

振り出し介助用ベルト：麻痺側下肢を中間位で振り出しやすくする．

膝継手は一般的にはリングロックを用いるが，関節可動域や機能により，ダイヤルロック継手や SPEX 継手などを選択する．

足尖は toe spring 加工を行うとクリアランスが行いやすい．
また，靴部分は足趾や足部の様子を把握しやすくするために，治療用装具として使用する場合は写真のようなサンダル型を勧める．

大腿カフ：2段階分割できるように設定．機能改善に伴いカットダウンを行う．

長下肢装具から短下肢装具に容易にカットダウンできる工夫（写真の装具は手で回せるねじで短下肢装具に変えられるようになっている）．

足継手は背屈の自由度を大きく，底屈は制限，または制動ができるよう工夫を行う．
継手：Gait Solution ダブルクレンザック
覚醒の改善など，立位保持を重視する際は足関節を中間位で固定することもある．

図 2-3　長下肢装具作製の指針

❷治療用長下肢装具を作製する場合は，経時的な機能変化に合わせ，長さや可動性が変更できるデザインを取り入れる．短下肢装具作製の場合は機能を制約しにくく，二次障害をつくりにくいデザインを選択する

まず，治療用装具として近年多用されている長下肢装具を図 2-3 に示します．麻痺疾患における装具療法の目的は「自由度制約を通じた運動の単純化」により，機能を改善させたり，改善が期待できる機能を発現させることにあるといえます[3]．治療用装具としての長下肢装具は，**立位保持を容易にすることで覚醒を図ることや廃用症候群を最小限にとどめる役割も果たしますが，歩行においては膝関節の自由度を制限する，あるいは膝関節の伸展を促す機能により，麻痺側股関節機能に働きかけることが可能になります．**

一方，実用的な歩行補助具として生活用装具としても多用される短下肢装具は，これまでプラスチック製の shoe horn brace が多用されてきましたが，足関節を固定してしまう形状が，二次的な足関節機能への悪影響と足趾変形を招くとして，現在は足関節の可動性が高いものを使うことが推奨されています[4]．

脳血管障害者の歩行補助具としての装具は，その素材，デザインの選択のす

べてを理学療法士に任されることが少なくありません．もちろん，義肢装具士や医師などとの協業ではありますが，症例の歩行機能と障害の予後を評価したうえで道具を選択できるのは理学療法士です．症例の障害を補い，将来的に新たな障害をつくらない装具の選択を行うためにも，継手や素材，形状の知識は広くもってほしいと思います．

❸装具選択の際には，装具作製後，機能変化，環境変化に合わせた装具の使い分け，作り替えの知識と意識をもつ

「装具を一度作ると再作製は難しい」との思い込みから，装具の作製時期が遅れることがあります．しかし，実際には機能の変化に合わせた装具の再作製は可能であり，複数の制度を用いた作製も可能です．**対象者の機能の変化とライフスタイルに合わせた装具の選択を細かく行っていくことが望まれます**．また，退院後の屋内移動時には装具を用いずすごされる方も少なくありません．どの場面では装具を必要とするのかなど，使い分けの工夫も行っていきます．

引用文献

1) 河津弘二，他：長下肢装具による脳卒中片麻痺の運動療法の取り組み．PTジャーナル 45：209-211，2011〈回復期リハビリテーション病棟における下肢装具選択の工夫や装具療法の効果について述べられています〉
2) 日本脳卒中学会 脳卒中合同ガイドライン委員会（編）：脳卒中治療ガイドライン2015．協和企画，2015
3) 才藤栄一，他：運動学習からみた装具―麻痺疾患の歩行練習において．総合リハ 38：545-550，2010〈運動学習の観点から麻痺疾患の装具療法について述べられています〉
4) 吉尾雅春：脳卒中理学療法の理論と実際　装具療法．pp 348-358，メジカルビュー社，2013〈主に治療用装具としての装具の機能と効果のメカニズムが具体的に解説されています〉

Q4 日本では動作獲得や姿勢などが重視され，全身持久力は軽視されているように思います．適切な身体活動量の設定方法を教えてください

A
① 脳血管障害者の全身持久力の維持改善には，有酸素運動，体幹下肢の筋力強化，身体の柔軟性やバランス能力の維持向上が重要
② 脳血管障害者の麻痺側に対する筋力強化練習は，改善したい課題の反復練習を通して行うことにより，筋力の強化が図られるとともに，活動制限の改善にも役立つ可能性がある

脳血管障害者が，廃用性の体力低下や筋力低下を来しやすいことは多くの研究報告で述べられています[1]．これは，脳血管障害の多岐にわたる後遺症が影響を与えていることはもちろんですが，日常生活での活動性の低下が大きな要因になっています．回復期は機能改善を積極的に求めていく時期ですが，**回復した機能を活かしていくためにも，体力に関する視点をもったかかわりが必要**です．

❶ 脳血管障害者の全身持久力の維持改善には，有酸素運動，体幹下肢の筋力強化，身体の柔軟性やバランス能力の維持向上が重要

米国心臓協会（AHA）は脳血管障害者の機能と必要性に応じた身体活動と運動の処方を提唱しています（表2-2）[2]．回復期以降の運動強度は，40～70％ heart rate reserve（％ HRR），主観的運動強度は11～14，頻度は1週間に3～5回，運動持続時間は20～60分の連続した運動，または体力レベルが低い症例は10分間の運動を何セットか行ってもよいとしています．運動強度の目安になるのは心拍数で，安静時の心拍数と運動時の心拍数から求める％ HRR が臨床的に用いやすいとされています．また，活動量の増加を促すために万歩計などの活動量計の利用も勧めています．

一方，筋力強化は1週間に2～3日，1 RM の50～80％の負荷で1種目10～15回の反復運動を1日に1～3セット行うことを推奨しています．

表 2-2　脳卒中後遺症者に推奨される練習および身体活動

設定/練習方法	ゴール/目標	頻度/強度/時間
急性期		
・低レベルの歩行，身の回り動作の実施 ・休憩をはさみながらの座位または立位 ・座位での活動 ・ROM エクササイズ，運動課題	・身体調節機能障害，沈下性肺炎，起立性低血圧，うつ状態の予防 ・運動，認知機能障害の評価 ・バランスと協調性を刺激	・安静時に比較し 10〜20 回/分の増加；RPE≦11(6〜20 scale)；運動と休息を組み合わせた間欠的なアプローチを用いる
回復期以降の入院/外来患者の運動療法あるいはリハビリテーション		
有酸素運動 ・主要筋活動の強化(ウォーキング，サイクルエルゴメータ，上肢エルゴメトリ，上下肢エルゴメトリ，座位での機能的な活動など)	・歩行スピード，歩行効率の改善 ・練習耐久性(機能的許容量)の向上 ・ADL 自立度の向上 ・血管および心機能の改善(血管運動反応性の改善，リスクファクターの減少))	・40〜70％ VO₂ reserve または HR reserve； ・55〜80％ HR max；RPE 11〜14(6〜20 scale) ・3〜5 日/週 ・20〜60 分/1 session (または 10 分間ずつに分けて数セット実施する) ・5〜10 分のウォーミングアップとクールダウン ・日常生活での活動量増加のために万歩計などを用いた活動量計測
筋力/筋持久力 ・四肢体幹の抵抗運動(非荷重，部分荷重，全荷重での活動やエラスティックバンド，バネ，プーリーなどを用いる) ・サーキットトレーニング ・機能的運動性	・筋力，持久力の増加 ・余暇時間，作業活動，ADL の遂行能力の向上 ・作業活動中の心筋酸素消費量の減少(例：RPP)	・1 RM の 50〜80％の負荷で主要筋群を含む 8〜10 種類の練習を各 10〜15 回反復し，1 日 1〜3 セット実施する． ・2〜3 日/週 ・抵抗は許容量の増大に伴い段階的に増加させる
柔軟性 ・ストレッチング(体幹，上下肢)	・関節可動域の拡大 ・拘縮の予防 ・損傷リスクの減少 ・ADL の拡大	・10〜30 秒間保持する静的ストレッチング ・2〜3 日/週(有酸素運動または筋力強化練習の前または後に実施)
神経筋システム ・バランスおよび協調性の練習 ・太極拳 ・ヨガ ・ラケットやボールなど道具を使用した目と手の協調性に挑戦するレクリエーション ・アクション系のビデオゲームや対戦型のコンピューターゲーム	・バランス能力の改善 ・巧緻性の再獲得 ・QOL，動きやすさの改善 ・転倒リスクの軽減 ・ADL の安全性レベルの改善	・有酸素，筋力，筋持久力練習およびストレッチ練習などを補完するものとして用いる ・2〜3 日/週

1 RM：indicates 1 repetition maximum, ADL：activities of daily living, HR：heart rate, MVC：maximal voluntary contraction, QOL：quality of life, RPE：rating of perceived exertion (6〜20 category scale), RPP：rate-pressure product, and VO₂：oxygen uptake.

(Billinger SA, et al：Physical activity and exercise recommendation for stroke survivors. Stroke 45：2532-2553, 2015 より引用．日本語表記は著者による．)

そのほか，上記の練習の円滑性を高め，二次的な傷害を予防するためのストレッチングや，有酸素運動や筋力強化練習を補完する役割を果たすものとして，バランス練習や全身性の運動の実施も推奨されています．

有酸素運動トレーニングもしくは有酸素運動と下肢筋力強化を組み合わせたトレーニングは，有酸素性能力，歩行能力，身体活動性，QOL，耐糖能を改善するので強く勧められるとし，「脳卒中ガイドライン 2015」ではグレード A が与えられています[1]．

❷脳血管障害者の麻痺側に対する筋力強化練習は，改善したい課題の反復練習を通して行うことにより，筋力の強化が図られるとともに，活動制限の改善にも役立つ可能性がある

日本では，長く脳血管障害者に対する筋力強化には否定的でした．筋緊張を病的に高めてしまう，脳血管障害の運動麻痺は質的なもので量的なものではない，というのが主な理由でしたが，現在はその両方が否定されています．**脳血管障害者の筋力低下は，主要な impairment であり，筋力強化練習による筋力増強効果も認められています**．しかし，方法には工夫が必要です．等運動性収縮や漸増的抵抗運動を用いた麻痺側下肢の筋力トレーニングにより下肢の筋力は有意に増加することは認められていますが，ADL の改善効果については一定していません[1]．一方，リーチ動作，立ち上がり動作，ステップ動作，立位バランス練習などから構成されるサーキットトレーニングによる課題指向型の筋力強化練習では麻痺側，非麻痺側の筋力向上に加えて，歩行や起居動作などの活動レベルの改善が報告されています[3]．

脳血管障害者の麻痺肢に対する筋力強化練習は，歩行や起立着座動作など改善したい課題の反復練習を通して行うことが効果的です[4]．狙いたい筋力の強化が図れるように理学療法士は方法やアライメントを管理すると同時に，生活のなかで行える動作練習を積極的にご本人，家族に指導していく必要があります．非麻痺側を対象とした研究ですが，近藤らは発症後 6 か月経過した脳血管障害後片麻痺患者の歩行量と非麻痺側筋力の関係を調べています．その結果，歩行量の確保が廃用性筋力低下の予防に有効であるとし，その目安として 1 日 4,000～8,000 歩の歩行を推奨しています[5]．

引用文献

1) 日本脳卒中学会 脳卒中ガイドライン委員会(編):脳卒中治療ガイドライン 2015. pp 313-314,協和企画,2015〈体力低下に対するリハビリテーションについての標準的な評価,アプローチが示されています〉
2) Billinger SA, et al:Physical activity and exercise recommendation for stroke survivors. Stroke 45:2532-2553, 2015〈脳血管障害者の身体活動と活動性を高めるための運動を推奨する根拠とプログラムの設定について解説されています〉
3) 堤 偉史:サーキットクラストレーニングの紹介.潮見泰藏(編):脳卒中患者に対する課題指向型トレーニング.pp 275-282,文光堂,2015〈サーキットトレーニングの実践例を示しています〉
4) 木村美子:片麻痺患者の廃用症候群と理学療法.吉尾雅春(編):脳損傷の理学療法2,第2版.pp 95-101,三輪書店,2005〈脳血管障害者の体力低下の実態と,廃用症候群の予防および改善のための提案が行われています〉
5) 近藤照彦,他:筋力の評価.医療体育研究会(編):脳血管障害の体育.pp 69-70,131-148,大修館書店,1999〈脳血管障害者の筋力の評価また,脳血管障害者に合った筋力強化の方法についても述べられています〉

Q5 脳血管障害回復期の患者を担当する理学療法士は，どのような力を蓄えていけばよいでしょうか？

❶ 脳のシステムとその障害について理解し，脳科学の知見を常にアップデートしていく
❷ 対象者・家族に対して疾患や生活，リハビリテーションに対して適切な教育を行うことができ，生活期への橋渡し役としての役割を果たす

❶ 脳のシステムとその障害について理解し，脳科学の知見を常にアップデートしていく

　脳血管障害後の一次障害は，脳のシステム障害によりもたらされます．画像診断学が進み，リハビリテーションにかかわる脳科学の知見が次々と報告されている今，現症の理解のみならず，介入方法の選択をしていくためにもこれらの知識が不可欠です．知識があれば同じ診断名でも障害部位により症状が異なることが理解できます[1]．画像情報や神経システムの知識をもつことで，症例の可能性を限定的にするのではないかとする懐疑的な意見がいまだに聞かれますが，逆です．再生医療やロボットリハビリテーションが発展するなか，症例の可能性とより有効な介入方法をみつけていくためにも障害の来歴を知ることは大切です．

❷ 対象者・家族に対して疾患や生活，リハビリテーションに対して適切な教育を行うことができ，生活期への橋渡し役としての役割を果たす

　退院後の生活について対象者とその家族に具体的に教育できること，退院後を託す次のセラピストと連携することは回復期の理学療法士の重要な技術です．
　医療の機能分化に伴い，リハビリテーションの分野も急性期，回復期，生活期と一人の患者さんを複数の施設，複数のセラピストがみるようになりました．脳血管障害の後遺症は，現状では基本的に完治する障害ではありません．**回復期から生活期への移行は回復期の理学療法士にとってはある種のゴールですが，脳血管障害者や家族にとっては，通過点にすぎません**．

患者・家族教育を行うことは「脳卒中治療ガイドライン2015」でもグレードBで推奨されています．リハビリテーション入院期間に行った指導は，その後の1年間のQOLの向上に有効であるという研究報告[2]もあります．①回復期で考えていたゴール（予後），②これからの回復と生活のための助言や活動プログラム，③現在使用中の治療用装具があれば，生活場面での使い方とメンテナンスの方法，を具体的に症例とその家族に指導を行うと同時に，継ぎ目のないリハビリテーションが行えるよう次を担うセラピストへも連携を図ります[3]．特に補装具に関しては，生活期に移行後，適切なメンテナンスが行われないまま経過することがいまだに多く，退院前に生活の場に戻った後の修理やメンテナンスの方法や利用できる制度を，具体的に示す努力をしてほしいと思います．

引用文献

1) Yoo JY, et al：Characteristics of injury of the corticospinal tract and the corticoreticular pathway pathway in hemiparetic patients in putaminal hemorrhage. BMC Neurol 14：121, 2014〈皮質脊髄路と皮質網様体路の損傷と運動機能障害，歩行機能障害との関係を50名の被殻出血患者を対象に調査した論文です〉
2) Kalra L, et al：Training carers of stroke patients；randomised controlled trial. BMJ 328：1099, 2004
3) Levine PG：Stronger after stroke；your roadmap to recovery. demos HEALTH, 2013〈米国で出版されている脳血管障害者と家族に向けた指導書．回復のメカニズムから現在開発中の治療方法までわかりやすく述べられており，セラピストが何を情報提供すべきか示唆を与えてくれます〉

3

運動器疾患に対する理学療法についてのQ&A

対馬栄輝

Q1 基本動作や歩行時に代償運動が認められました．代償運動があると何がいけないのでしょうか？

A
❶ 問題になる代償運動と，問題にならない代償運動があることを理解しよう
❷ 問題となる代償運動の原因を探究することが必要である

　代償運動とは，**目的とする運動の不全を補助するために代償して起こる運動**です(表3-1)．例えば，右肩関節を外転しながら右上肢を側方に挙上するとき，同時に右肩甲骨を挙上させて肩関節外転を補う運動が肩関節外転時の代償運動となります．さらに体幹左側屈にまで代償運動が拡がって大きな代償運動となるときもあります．この例では，本来は固定作用が主でほとんど動かなくてよい部位が，運動を補助するために過剰に動いてしまう代償運動(固定部位による代償)です．逆に，固定部位の不全により起こる代償運動(固定部位不全を補う代償)もあります．

　このほかに，側臥位で股関節を外転するときに，主動作筋である中臀筋の活動が不十分であるために，補助筋である大腿筋膜張筋が過剰に働いて股関節屈曲を伴った外転となってしまう代償運動(補助筋による代償)もあります．

　また，歩行時立脚期に立脚側の股関節外転筋の不全が存在して骨盤の位置を保持できないために，体幹を立脚側に傾けて釣り合いをとるトレンデレンブルク歩行のような代償運動(身体重量配分による代償)もあります．

　そして，端座位から立ち上がるときに，床や自らの膝に手掌をついて立ち上がる(補助動作による代償)とか，柵につかまって(補助具使用による代償)立ち上がる動作を代償することもあります．

　その他の代償運動として，疼痛を回避するための代償や，拮抗筋の短縮や関節構造の問題を補う代償，生活環境に影響を受けた代償など，さまざま存在します．上述の例に関連して，右肩関節を外転したときに頭頸部までも左側屈するといった代償運動も観察されることがあります．

表 3-1　代償運動の種類

1	固定部位による代償
2	固定部位不全を補う代償
3	補助筋による代償
4	身体重量配分による代償
5	補助動作による代償
6	補助具使用による代償
7	その他の代償

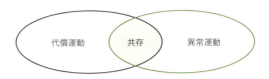

図 3-1　代償運動と異常運動の関係

❶問題になる代償運動と，問題にならない代償運動があることを理解しよう

　代償運動は，正常・異常運動という分類とは別のものとして考えなければなりません．代償運動でも，異常運動とは考えられないものや異常運動とみなされるものもあり，これらは互いに共存する場合と無関係の場合があります（図3-1）．失った機能を補うための代償運動は動作遂行のために必要な運動になり，異常動作とは考えられなくなります．頸髄損傷患者が残存機能を利用して起き上がる動作では，さまざまな代償運動が存在しますが，動作の自立のためには必要なことです．

　かたや，健常と思われる人でも歩行時に体幹回旋の少ない人がいます．また，膝に手をついて椅子から立ち上がる人もいます．これらも観察上は代償運動ですが，いわゆる"くせ"かもしれませんし，精神的疲労などの心理状態が原因となっている場合もあり得ます．このように，身体機能の問題だけではないことも多くあります．

　こうしたことから代償運動が観察されても，異常運動であると判断するのは短絡的すぎます．異常運動とは文字どおり，正常とは考えられない運動ですが，逆にどのような運動が正常運動かは明確に定義できません．仮に効率のよい運動であっても正常運動であるとは限りません．

　その代償運動の原因が問題となるものであれば異常とみなして改善する必要がありますし，代償運動が観察されたとしても，問題にはならないと推測できるのであれば異常とはみなさず，必ずしも改善する必要はないと考えます．

❷問題となる代償運動の原因を探究することが必要である

　代償運動は複雑な原因によって起こる現象であり，原因を確定することは容易ではありません．仮に筋力低下が原因であると考えて，筋力向上が得られても，十分には改善しないこともあります．代償運動の原因は複数存在するものと見積もって，原因追究にとりかからなければなりません．筋力低下によって右肩関節を十分に屈曲できないとき，体幹の伸展や左側屈によって代償することがありますが，仮に肩関節屈曲筋力が強化されても，依然として体幹伸展・左側屈は残存する場合があります．

　もとより，代償運動が存在したままで筋力増強運動を行った場合，代償運動が強化されて，本来の目的である肩関節屈曲筋力の増強が得られないおそれがあります．また，日常生活で常に代償運動を繰り返して習慣化されていれば，いくら筋力増強されても改善は見込まれません．

　また，代償運動の原因を改善したとしても，依然として代償運動が残存するケースはあります．例として変形性股関節症患者に対する人工股関節全置換術後では，関節機能の改善は著しく，筋力が増強されても，長期間にわたり跛行が残る場合があります．このように罹患期間が長期にわたったために代償運動が習慣化されてしまった場合は，根本的な原因が取り除かれても代償運動が残存してしまうことが多いのです．**代償運動のために効率の悪い歩行となり，長時間歩けないなどの二次的な障害に発展するようであれば問題**となるので，積極的に改善しなければなりません．

📖 推奨文献

1) 竹内孝仁，他：体表解剖と代償運動．pp 99-268，医歯薬出版，2001〈代償運動の基本について，通常の関節運動から基本動作，歩行，日常生活活動の動作にまで言及しています〉
2) Kendall FP（著），栢森良二（監訳）：筋：機能とテスト—姿勢と痛み．西村書店，2006〈筋力評価の基本を述べた書籍ですが，いくつかの筋力評価の際の代償運動についても言及しています〉

Q2 代償運動が認められる場合,代償が出現しないように調整することを優先して動作練習すべきでしょうか? それとも,代償の原因となる,例えば痛みや筋力低下を改善することを優先すべきでしょうか?

A
❶代償運動の原因が明確であれば,原因を改善することが優先される
❷代償運動の原因が明確でない,または改善が不可能と見込まれたときには動作練習を優先して試みるのもよい
❸臨床推論に基づく原因追究が,解決のカギとなる

❶代償運動の原因が明確であれば,原因を改善することが優先される

何かしらの原因があることにより,代償運動は出現します.代償運動を抑制するためには,まず原因を取り除くことが優先されます.原因が存在したまま修正しようとしても困難であることは明らかです.

代償運動を生じさせる原因として最も考えられるのは,関節機能の低下です.つまり,代償運動は主動作筋の筋力低下や関節可動域制限を補う,運動時の疼痛や不快感などを避けるために出現します.これらの問題を改善しない限りは,仮に一見修正できたようにみえても,再び出現するでしょう.

❷代償運動の原因が明確でない,または改善が不可能と見込まれたときには動作練習を優先して試みるのもよい

しかし,常に原因を追究できるとは限りません.また原因を追究できても改善するとも限りません.そのような場合には,原因追究と並行して動作練習も行えばよいと思います.

実は原因と思われていた機能障害が,代償運動を繰り返した結果起こる二次障害だったという"因果関係の取り違え"もあります.もちろん,さらにその代償運動の原因も存在するはずです.その原因が生活習慣の影響であれば,自覚してもらうことで改善できるはずです.例えば,代償運動ではありませんが,日常の大半は肘掛け椅子に座って,常に左の肘掛けに肘をついて体重を載

せた座位をとる習慣のある人が，左の肩甲骨周囲部の疼痛を訴えるようであれば，左に偏位した姿勢，かつ左上肢に体重を負荷した姿勢をとり続けるという日常生活を改善しない限り，疼痛は再び起こってしまいます．このように，代償運動の原因は関節運動にのみ由来するとは限らず，生活空間の構造や職業などの社会環境にも影響を受けます．

❸臨床推論に基づく原因追究が，解決のカギとなる

　現象は何が原因となって起こっているかを明確な臨床推論により明らかにし，その原因に対してアプローチすれば改善するはずです．「筋力低下があるから，可動域制限があるから代償運動が起こる」という浅はかなルーチン的な判断をするのではなく，帰納的推論，演繹的推論，検証といった，適切な推論を経て治療に臨む必要があります．原因と考えられることを複数枚挙し，消去法により絞り込みを行い，また，原因は代償運動によって起こる結果なのかも，という考えをもって推論することが妥当です．推論のための基礎知識としては解剖学や運動学など基本的な知識だけでも十分です．慣れないうちはうまくいかない推論であっても，繰り返し行えば必ず身につきます．

推奨文献

1) 植松光俊，他(編)：運動療法学テキスト．pp 112-121，南江堂，2010〈さまざまな筋力増強運動法における施行方法と，気をつけるべき代償運動について簡単に記載しています〉
2) 対馬栄輝(編)：筋骨格系理学療法を見直す．pp 175-184，文光堂，2011〈歩行分析に関する，評価観察や代償運動の捉え方について説明しています〉
3) 山岸茂則，他(編)：実践MOOK理学療法プラクティス運動連鎖〜リンクする身体．文光堂，2011〈代償運動に特化した文献ではありませんが，姿勢・動作の捉え方について，代償運動も含めて書かれています〉

Q3 テーピングやサポーター，装具の効果のメカニズムと効果的な使用法について教えてください

❶テーピングやサポーター，装具は関節構成体を保護し，関節が適切に動くように誘導する効果がある
❷関節の生理的な動きが大きく制限されていないか，効果の変化や適合について定期的に確認する
❸効果と弊害を考慮したうえで適用を考えることが重要

❶テーピングやサポーター，装具は関節構成体を保護し，関節が適切に動くように誘導する効果がある

テーピングやサポーター，装具の効果としては，主に表3-2のような項目が挙げられます．これらは，主に靱帯や骨などの関節構成体を保護し，関節が適切に動くように誘導する目的をもちます．疾患を有する者の治療において身体機能を補助するために使用することはもちろんですが，疾患を有していない者の傷害予防や，外傷後の救急処置，治療後の傷害再発予防にも用いられます．

効果の特徴は，それぞれ異なりますが，対象者の活動場面や疾患，対象の部位によっても使い分けられます．

テーピングは，個人に応じてほとんどの部位に適用可能というメリットがあります．熟練した者が施行すれば効果は大きいのも特徴です．しかし，テープが緩んだり，剥がれたりするので，効果は短時間しか続かないという短所もあります．その点，サポーターや装具は，知識のない人でも簡単に装着でき，一定の効果が得られるのが長所です．ただし，装着しさえすればよいというものでもなく，個人に適用させて作製するものとは限らないので，ある程度の効果

表3-2 テーピング・サポーター・装具の効果

・患部の圧迫・固定
・疼痛の軽減
・変形の予防・矯正
・運動の制動・誘導
・心理的効果

しか得られない場合が多いのが欠点です．
　サポーターや装具は，ここで紹介しきれないぐらい，多くの種類に富んでいます．詳細は各メーカーのパンフレットなどを参照するとよいでしょう．

❷関節の生理的な動きが大きく制限されていないか，効果の変化や適合について定期的に確認する

　表3-2に挙げた効果は常に得られるわけではありません．運動制動や矯正の大きな効果を得ようとすれば，それなりに強固な固定のできる装具が必要となり，逆に関節の生理的な運動を妨げることになります．そのためにサポーターや装具の装着時には，**矯正の効果を確認するだけではなく，関節の生理的な動きが大きく制限されていないかも確認する必要があります**．
　また，いったん適合を確認すればよいというものではなく，効果の変化はないかとか，適合はどうかなどを定期的に確認すべきです．装着時の適合は，対象者の主観的意見に委ねるのではなく，矯正は問題ないか，関節運動は適切に行えるか，不必要な圧迫や，きつく締めすぎているなどの問題はないかを判断します．テーピングの矯正力は弱いものの，個々に応じて調整できるメリットは大きいのですが，上述した欠点もあって大抵はスポーツ分野で用いられることが多く，活用される場面は少ないのが現状です．巻き方の簡単なものであれば，対象者自身でも巻くことが可能なので，活用されることはあります．
　サポーターや装具の装着によって心理的に安心を得るという効果もありますが，機能的に不必要になっても，安心感を得るために永続的に装着してしまうという問題もあります．

❸効果と弊害を考慮したうえで適用を考えることが重要

　サポーターや装具の種類は多岐にわたり，どれが最もふさわしいかを選ぶのは困難です．通常は，扱い慣れたサポーターや装具を使用します．
　いずれも対象者の問題改善のために，ふさわしいものであるか，適合はよいかを確認します．変形性膝関節症の患者に対しては内反膝矯正の膝装具を使用する，というルーチン的な判断はよくありません．そのサポーターなり装具なりを装着すれば，改善できることを確認しなければなりません．
　特に高齢者は，なぜ装具を装着するのか，どのくらいの期間なのか，よく理解せずにいつまでも使い続けていることがあります．**対象者に対しての効果や**

問題点，使用期間などについて十分に説明する必要がありますし，定期的なチェックも欠かせません．

推奨文献
1) 臨床スポーツ医学編集委員会：臨床スポーツ医学臨時増刊号(31巻)．スポーツ障害理学療法ガイド．pp 26-29, 文光堂, 2014〈テーピングやサポーター，装具について解説しています．この書籍ではテーピング，サポーター，装具，インソールなどの活用法について説明されています〉
2) 磯崎弘司，他(編)：義肢装具学テキスト，改訂第2版．pp 161-174, 南江堂, 2013〈基礎的な装具，テーピングの効果や役割について記載してあります〉

Q4 関節に過剰なストレスをかけないようにするために,筋力トレーニングや動作練習中に注意することはありますか?

- ❶ 関節へのストレスは安楽な姿勢・動作でも生じる
- ❷ 大きな負荷による運動,速い運動,急激に運動方向を切り替える運動が過剰なストレスとなる
- ❸ 関節のストレスとうまく付き合うことが大切である

❶関節へのストレスは安楽な姿勢・動作でも生じる

　表3-3に,代表的な動作における股関節と膝関節の関節内圧をまとめました.ただし,動作様式の個人差がありますので,一概にこの表のとおりになるとはいい切れません.また,ストレスは圧縮力のみならず,前後方向・左右方向の剪断力も存在しますので,単純に解釈してよいとはいい切れないことに注意してください.この表をみる限りでは,関節へのストレスは階段を昇るとか降りる動作において大きいようなイメージがあります.

　しかし,背臥位のような安静臥床でも股関節にかかるストレスは体重の50％ほどあり,端座位で体重の13％程度の荷重がかかる[1]といわれます.もちろん片脚立位や歩行時などの荷重動作に比べると小さい値ですが,まったく関節にストレスがかからないという状態はあり得ないことになります.

❷大きな負荷による運動,速い運動,急激に運動方向を切り替える運動が過剰なストレスとなる

　姿勢・動作における関節ストレスは,すべての関節・動作で計測されているわけではありませんので,具体的かつ明確にはわかっていないというのが現状です.しかし,歩行時の股関節内圧を計測した諸家の報告では,歩行速度が速くなるにつれて内圧も大きくなる結果で一致しています.したがって,速い動作ほどストレスが大きいことは確かです.また,端座位からの立ち上がり動作での離臀時や,歩行時立脚期の踵接地・足尖離地といった,運動の方向転換時に床反力が大きくなるので,関節ストレスも大きくなるはずです.これらから,当然ですが大きな負荷による運動や,速い運動,急激に運動方向を切り替

表 3-3 代表的な動作における関節内圧

関節	動作	圧縮力	前後剪断力
股関節	歩行	5	2
	階段昇り	6	5
	階段降り	4	1
	椅子からの立ち上がり	2	3
膝関節	歩行	4	2
	階段昇り	4.4	1.8
	階段降り	4.9	0.7
	椅子からの立ち上がり	2.4	1

＊数値は体重倍
(飯田 勝:関節力と生体組織の力学的特性.関節外科 9:567-574, 1990 より改変・引用)

えるような運動では関節へのストレスが大きいと推測できます．

❸関節のストレスとうまく付き合うことが大切である

　関節に過剰なストレスをかけない筋力トレーニングや動作練習を行うためには，負荷を最小限にして，ゆっくりとした運動・動作を行わせることが必要になります．例として，膝関節伸展運動時に疼痛が発生するのであれば，疼痛の発生しない軽い負荷を選択し，ゆっくり運動させるのが望ましいことになります．

　しかし，なぜ過剰なストレスによって，疼痛などの異常な現象が起こるのか，原因を調べない限りは解決にはなりません．ただ単にストレスが軽くなる運動をすれば改善するといっても，原因が把握できないのであれば単なる対症療法となり，いずれまた問題が起こるはずです．

　過剰なストレスによって問題が起こる原因は，不適切な姿勢・関節の動き・動作であったり，筋力のアンバランス，筋腱の炎症などさまざま考えられます．こうした現象に対して，ただ単に「こうすればストレスが軽くなるからよい」という画一的な考え方をするのではなく，原因追究のための推論を繰り返す努力も大切です．

📄 引用文献

1) Deusinger RH:Biomechanics in clinical practice. Phys Ther 64:1960-1968, 1984

推奨文献

2) 市橋則明(編):運動療法学―障害別アプローチの理論と実際. pp 172-199, 文光堂, 2008〈筋力トレーニングに関する一連の方法を紹介しています. 冒頭では, 等尺性筋力増強法が必ずしも安全ではないということも述べられています〉

3) 対馬栄輝, 他(編):実践MOOK理学療法プラクティス変形性関節症〜何を考え, どう処するか. pp 148-155, 文光堂, 2008〈いくつかの動作における股・膝関節内圧について説明しています〉

4) 対馬栄輝(編):筋骨格系理学療法を見直す. pp 290-305, 文光堂, 2011〈いくつかの動作における股・膝・膝蓋大腿関節内圧について説明しています〉

Q5 運動療法として筋力トレーニングは，どのように行うのが効果的でしょうか？

❶等尺性筋力増強法や漸増抵抗運動などの筋力増強の原則を押さえて判断する
❷各筋力トレーニングの適用を判断する
❸何のために筋力増強運動を行うかという目的を明確にする

❶等尺性筋力増強法や漸増抵抗運動などの筋力増強の原則を押さえて判断する

①等尺性筋力増強法

MullerとHettingerによる等尺性筋力増強法では，1日1回，最大の2/3以上の力で6秒間以上保持すれば効果的であると述べています[1]．これは短時間かつ簡便に行える特徴があります．術後間もない時期に関節が固定されている場合や，関節運動によって疼痛が出現する場合も適します．

②等張性筋力増強法（漸増抵抗運動）

等張性筋力増強法の代表的なDeLormeによる漸増抵抗運動（PRE）は，強化したい運動の10回反復可能な負荷（10 RM）を決め，その1/10の負荷で10回行い，負荷を1/10ずつ増やしていき，10 RMまで，計100回の運動を繰り返すという方法です[2]．この負荷量と反復回数の，およその関係は**表3-4**のようになります．15 RM（およそ70%）未満の負荷では，大きな増強効果は期待できないといわれます．

③等運動性筋力増強法

等運動性筋力増強法は，より日常的な筋力発揮の様式を再現できるもので，高い筋力増強効果が期待できます．トレーニング時の関節が動く速さ（角速度）によって低速，中速，高速と分けられ，高速運動では速筋（タイプⅡ線維）が優先的に，低速運動では遅筋（タイプⅠ線維）が強化されるといわれます．

❷各筋力トレーニングの適用を判断する

一般的に等尺性筋力増強法は，その方法しか適用できないと判断された際に行うべきで，**できる限り等張性筋力増強法や等運動性筋力増強法といった関節**

表 3-4 負荷量と反復回数の目安

最大(1 RM)に対する負荷(%)	最高反復回数(回)	
30	50〜60	増強効果なし
50	20〜30	
60	15〜20	
70	12〜15	増強効果あり
80	8〜10	
90	3〜6	
100	1	

※1 RM とは，関節運動を1回だけ動かすことができる最大負荷量である．

運動を伴う増強法を優先します．理由は，運動が単調で意欲が続かない，非日常的な収縮様式である，限定された可動域に限った増強効果（増強運動を行う関節角度の±20°前後）しか期待できないなどの欠点があるからです．

　等運動性筋力増強法は，非常に効果の高い方法ですが，いまだ定説となるプロトコルはなく，また大型で高価な機器が必要となることから，どこでも使用できるという状況に至っていません．

　最も現実的なのは，等張性筋力増強法です．しかし，これも 10 RM の決定が容易ではなく，また時間を要するので，理論としては周知されているものの，実際に活用されているとはいいがたい方法です．ただし等張性筋力増強法は，のちに 4〜8 RM（1 RM の約 90〜80％）が効果的という報告もみられるようになったため[3]，**10 RM 以上の負荷で増強運動を行えば，さほど厳密に 10 RM を決定しなくてもよいと考えます**．また，等尺性増強運動も併用するなどの工夫をすれば，高い効果が得られるでしょう．

❸ 何のために筋力増強運動を行うかという目的を明確にする

　筋力増強運動を行う際には，強度，時間，頻度を考えることが原則です．これらは対象者自身の自己管理に委ねる場合がほとんどですから，それなりに運動内容を理解できる対象者でなければなりません．高齢で認知機能が低下している方や意欲の欠如している方に対して筋力増強運動を実行・継続してもらうのは，きわめて困難といえるでしょう．

　なぜ筋力増強運動を行うかという目的は重要で，対象者にも自覚してもらう

必要があります．筋力向上によって対象者の何が変わるのか，変わることにより理学療法の目標達成に役立つのか，ということを考えてください．

変形性膝関節症患者に対して膝伸展筋力増強を行うことは手順としては頻繁ですが，その目的は何でしょうか．「膝伸展筋力が健側よりも低下しているから」という理由で，筋力を上げることが目標となってはいけません．もし歩行能力を向上させるのが目標であれば，単に膝伸展筋力の増強を図るよりも，荷重位での動作練習のほうが習得の早道かもしれません．効率のよい筋力増強方法は上述したとおりですが，過負荷の原理に従えば，それなりの負荷抵抗であれば増強効果は得られるはずです．また，ある動作の獲得のためには動作そのものを反復練習するほうが効率的であるという運動特異性の原理も考慮すると，必ずしも局所の関節運動にかかわる筋力を強化することが優先されるとは限りません．

筋力低下を改善することによって，結果的に何を改善しようとしているかをよく考えて必要性を考慮しなければ「筋力増強のための筋力増強運動」になってしまいます．

引用文献

1) Hettinger TH（著），猪飼道夫，他（訳）：アイソメトリックトレーニング，第2版．大修館書店，1972
2) 山本泰三：DeLorme が提唱した PRE の再考．理学療法 18：700-707, 2001
3) Berger R：Effect of varied weight training programs on strength. Research Quarterly. American Association for Health. Physical Education and Recreation 33：168-181, 1962.

推奨文献

4) 植松光俊，他（編）：運動療法学テキスト．pp 90-111，南江堂，2010〈筋力増強運動法の基礎を広く解説しています〉
5) 林 義孝（編）：運動器疾患の理学療法テクニック．南江堂，2008〈上下肢の関節・疾患別の理学療法評価から運動療法（筋力増強法）まで記載されます．DVD による動画も附属しています〉
6) 井原秀俊：関節トレーニング―神経運動器協調訓練，改訂第2版．協同医書出版社，1996〈筋力トレーニングとしての神経運動器協調訓練について書かれています〉

> コラム

「コアトレーニング」について,わかりやすく教えてください

田舎中真由美

　コアとは体幹を意味し,コアトレーニングを行う場合,コアに位置する深層筋と表層筋の両者を対象とすることになります.最も深層に位置する筋群はインナーユニットと呼ばれ,腹横筋,骨盤底筋群,多裂筋,横隔膜があります.インナーユニットは姿勢保持筋としての役割が大きく,関節の安定に関与しています.表層には内・外腹斜筋や腰方形筋,脊柱起立筋や腹直筋が含まれ,関節運動の役割を担っています.インナーユニットは遅筋線維の割合が大きいため,効果的にトレーニングを行うためには,最大随意収縮の30％以下の低負荷量で実施していきます.表層筋も含めたトレーニングをするためには,最大随意収縮の30％以上の負荷量で実施します.したがって安定した動作の獲得を目標とする場合,低負荷で脊柱・骨盤帯の安定化を図り,そのうえで四肢関節の動きのトレーニングを行っていきます(図1).段階的に行うコアトレーニングの手順と評価ポイントを下記に示します.

■コアトレーニングの手順
1. 呼気に合わせた腹横筋・骨盤底筋群をはじめとする深層筋の選択的収縮を行います.
2. 呼吸の分離:腹横筋や骨盤底筋群を収縮させた状態で呼吸を継続します.
3. インナーユニットの収縮を保持したうえで,上下肢の挙上や体軸回旋運動を行います.
4. 上下肢の負荷量を増加させる,または動きのスピードを上げます.支持面を不安定にします.

■コアトレーニング実施時の評価のポイント
①適切なトレーニングが行えている場合
・腹横筋・骨盤底筋群の適切な収縮ができている場合,脊柱や骨盤の関節運動を伴わず下腹部が凹みます.
・呼吸に影響されることなく運動ができます.
・負荷が上がっても頸部や四肢の関節は柔らかく動かすことができます.
・高負荷トレーニングの場合も脊柱はニュートラルな状態を保ち,回旋を伴う

低負荷 ←――――――――――――――→ 高負荷

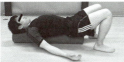
手を床につき支える

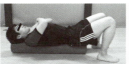
手を胸の前で組む
（支持面の狭小化）

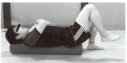

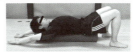
足または上肢を挙上する

図1　コアトレーニングの1例

①脊柱の屈曲，
後傾が認められる

②脊柱の伸展，
骨盤の前傾が
認められる

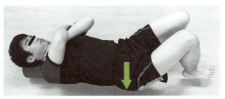
③骨盤の回旋が認められる

図2　トレーニングが過負荷である/トレーニングに誤りがある場合

ことなく運動を遂行できます．

②トレーニングが過負荷である/トレーニングに誤りがある場合(図2)
・腹横筋・骨盤底筋群の適切な選択的収縮が困難な場合，下腹部が凸になっている可能性があります．
・表層筋を用いると脊柱は屈曲または伸展し，骨盤の前・後傾も出現する可能性があります．
・いきみを伴って運動を行う場合は，呼吸を止めてしまいます．
・四肢の関節運動に対してコアをニュートラルに保つことができず，脊柱の屈曲・伸展または骨盤の前・後傾が認められます．
・骨盤の回旋が認められます．

②の現象が認められる場合は，過負荷となっていることが考えられるので，負荷を下げる，または適切な環境サポートを提供する(使用するポールをより安定性のあるものに変更，両手を床上に支持する，脚の幅を広くするなど)必要があります．

4

心機能が低下している患者についての Q&A

森沢知之

Q1 ペースメーカ挿入患者の理学療法では何に注意したらよいですか？

A
❶理学療法実施前にはペースメーカの設定条件を確認する
❷固定型レートペースメーカと反応型レートペースメーカによって運動強度を設定する
❸日常生活においては電磁干渉に注意する

❶理学療法実施前にはペースメーカの設定条件を確認する

ペースメーカにはさまざまな設定モードがあり，その**設定に応じた運動処方やモニタリング**を行う必要があります．ペースメーカ挿入患者に対する理学療法の実施の際には，ペースメーカ設定モードを確認します．

ペースメーカの設定条件は通常，3〜5文字で示されており，1文字目は刺激部位，2文字目は感知部位，3文字目は反応様式，4文字目には心拍応答機能，5文字目は抗不整脈機能が示されています(表 4-1)．

表 4-1 一般のペースメーカコード

文字の位置	1文字目	2文字目	3文字目	4文字目	5文字目
分類	刺激部位 0＝なし A＝心房 V＝心室 D＝両方 （心房心室）	感知部位 0＝なし A＝心房 V＝心室 D＝両方 （心房心室）	反応様式 0＝なし T＝同期 I＝抑制 D＝両機能 （TとI）	心拍応答機能 0＝なし P＝単一プログラム M＝複数プログラム C＝連携 R＝レート変調	抗不整脈機能 0＝なし P＝ペーシング （抗頻拍型不整脈） S＝電気ショック D＝(PとS)

表4-2 固定レートペースメーカ患者の運動処方と考え方（アメリカスポーツ医学会）

- 心拍感応型ペースメーカでない患者での酸素消費量と心拍数との間に非線形関係があるので，補助的目標METレベルと自覚的努力による制限を設ける．
- 運動強度はKarvonen式の心拍数（HR）を収縮期血圧（SBP）に置き換えて運動強度を決定する．

  運動時のSBP＝（SBPmax－SBPrest）（50〜80％）＋SBPrest
- 安全で効果的な運動強度を確実にするため，収縮期血圧は運動中にモニタリングする．
- ウォーミングアップとクーリングダウンの時間の延長を推奨する．
- 呼吸困難や早期疲労を避けるために，運動の最初の数分間は十分に低い強度で運動する．
- 心拍感応型ペーシングでないVVIペーシングの患者の運動耐容能が心拍変調と房室同期の患者に比して著しく低下していることを強調しておく．

［アメリカスポーツ医学会（編），日本体力医学会体力科学編集委員会（監訳）：運動処方の指針―心疾患患者の運動処方．pp 179-211，南江堂，2008より］

❷固定型レートペースメーカと反応型レートペースメーカによって運動強度を設定する

　ペースメーカには心拍数が固定されている固定型（AOO，VOO，VVIなど）と，運動強度の増加に比例して心拍数が上昇する反応型（DDIR，VVIRなど）があります．固定型の場合は運動強度が上昇しても心拍数が上昇しないため，**過負荷にならないように収縮期血圧，自覚的運動強度（RPE）を目安に**運動強度を設定する必要があります（表4-2）．反応型の場合は，運動中の設定心拍数と実際の心拍数の反応が合っているか，確認が必要になります．特に**体動感知センサーのものはエルゴメータ使用時の心拍上昇反応が鈍い**ため，トレッドミルを使用するなどの工夫が必要になります．

❸日常生活においては電磁干渉に注意する

　ペースメーカ挿入後の日常生活においては，電磁波障害が問題になります．電磁波によりペースメーカが誤作動を起こす危険性があるため，電磁干渉を回避しなければいけません．退院時には日常生活における注意点を十分に説明し，退院後の日常生活指導を行う必要があります（表4-3）．

表4-3 電磁干渉の影響を避けるための対策[2]

- 家電製品の漏電：冷蔵庫，電子レンジ，洗濯機などの家電製品はアースを接続して使用する．
- 筋刺激装置および通電鍼治療器：使用は禁忌である．
- IH 調理器：単極電極の場合 50 cm 以上離して使用する．双極電極では環境調査を行って安全性を確認することで，問題なく使用できることがある．
- IH 炊飯ジャー：単極電極，双極電極に関わらず 50 cm 以上離して使用する．実際的には患者自身が使用することは避けたほうがよい．
- 電気毛布：使用は問題ない．
- 電子カーペット：植込み部位を密着させるような体位での使用を避ける．
- スマートエントリーシステム（スマートキーシステム）：自動車購入時に販売店でアンテナの配置を確認し，アンテナを植込み部位から 22 cm 以上離して使用する．
- エンジンのかかった車のボンネット内を覗き込まない．
- 電気自動車（急速充電器）：使用しないこと．可能な限り近づかない．不用意に近づいた場合にはすみやかに通り過ぎること．
- 電気自動車（普通充電器）：使用する場合は，密着させないこと．
- 全自動麻雀卓：使用を避けたほうがよい．
- 高電圧送電線：市街地の地上を歩くことは問題ない．屋内では問題とならない．
- 電位治療器：椅子型，寝具型とも使用は禁忌である．

［日本循環器学会，他，循環器病の診断と治療に関するガイドライン（2012 年度合同研究班報告），ペースメーカ，ICD，CRT を受けた患者の社会復帰・就学・就労に関するガイドライン（2013 年改訂版），p 25 より引用 http://www.j-circ.or.jp/guideline/pdf/JCS2013_okumura_h.pdf（2016 年 7 月閲覧）］

引用文献

1) アメリカスポーツ医学会（編），日本体力医学会体力科学編集委員会（監訳）：運動処方の指針―心疾患患者の運動処方．pp 179-211，南江堂，2008〈アメリカスポーツ医学会より出版されている ACM's Guidelines for Exercise testing and Prescription の翻訳本でさまざまな疾患に対する運動処方がまとめられています〉

2) 日本循環器学会，他：ペースメーカ，ICD，CRT を受けた患者の社会復帰・就学・就労に関するガイドライン（2013 年改訂版）．http://www.j-circ.or.jp/guideline/pdf/JCS2013_okumura_h.pdf（2015 年 12 月 18 日閲覧）〈日本循環器学会作成のガイドラインでデバイスに関する評価，治療などがまとめられています〉

Q2 特別な機器がない施設での運動処方はどうしたらよいですか？

A
❶ Karvonen 法に基づいて運動処方を行う
❷ 自覚的運動強度(RPE)に基づいて運動処方を行う
❸ 運動療法後の循環動態や心不全徴候を確認して，次回の負荷量を調整する

❶ Karvonen 法に基づいて運動処方を行う

呼気ガス分析装置を使用した心肺運動負荷試験が実施できない場合では，主に **Karvonen 法に基づいて至適運動強度を算出** する方法を用います．Karvonen の式は［(最高心拍数－安静時心拍数)×k＋安静時心拍数］によって求めることができます．この k 値は患者の基礎疾患や重症度および運動療法のステージを考慮して調整することにより，特別な運動負荷試験装置がなくても，適切な運動強度を処方することが可能となります(表 4-4)[1]．

心不全患者の場合には軽症(New York Heart Association：NYHA の心機能分類Ⅰ～Ⅱ)では 0.4～0.5，中等症～重症(NYHA Ⅲ)では 0.3～0.4 を代入して行います．ただし，**β遮断薬投与患者やペースメーカ挿入患者，心房細動患者では運動に伴う心拍数増加の生理的反応が損なわれる** ため，使用できません．その場合は RPE をもとに運動処方を行います．

❷ 自覚的運動強度(RPE)に基づいて運動処方を行う

運動負荷試験の実施が困難な場合や，心拍数による運動強度の設定が不可能

表 4-4 有酸素運動による運動療法時の強度と各種パラメータの関係

	強度			時間(分)	頻度	
	% Peak V̇O₂ (%)	Karvonen 係数 (k 値)	自覚的運動強度 (Borg scale)		1日あたりの頻度(回)	1週あたりの頻度(日)
軽度負荷	20～40 未満	0.3～0.4 未満	10～12 未満	5～10	1～3	3～5
中等度負荷	40～60 未満	0.4～0.6 未満	12～13	15～30	1～2	3～5
高度負荷	60～70	0.6～0.7	13	20～60	1～2	3～5

［上月正博(編著)：現場の疑問に答える心臓リハビリ徹底攻略 Q&A．中外医学社，2010］

表 4-5 Borg scale

指数(Scale)	自覚的運動強度
20	
19	非常にきつい　very very hard
18	
17	かなりきつい　very hard
16	
15	きつい　hard
14	
13	ややきつい　fairy hard
12	
11	楽である　light
10	
9	かなり楽である　very light
8	
7	非常に楽である　very very light
6	

な場合にはRPEをもとに運動強度を設定します．通常，RPEにはBorg scaleが用いられ，呼吸困難感や疲労感の自覚強度を定量的に評価します（表4-5）．心疾患患者では**Borg scaleの「11：楽である」～「13：ややきつい」に相当する程度の運動強度が推奨**されています．ただし，高齢患者や糖尿病患者で自覚症状が乏しい場合は，運動中の会話のなかで息切れの程度をスクリーニングします（トークテスト）．

❸運動療法後の循環動態や心不全徴候を確認して，次回の負荷量を調整する

運動療法後から次回の運動療法実施までの間に，循環動態に変化がないか（血圧・心拍数の変動，不整脈など），循環動態に関する薬に変化がないか（種類や用量），心不全徴候はないか（体重増加，息切れ，意識レベル低下など）を患者本人および他部門情報から確認します．もしこの間に過負荷の徴候があれば，運動強度の再調整を検討する必要があります．

引用文献
1) 上月正博（編著）：現場の疑問に答える心臓リハビリ徹底攻略Q＆A．中外医学社，2010〈心臓リハビリに関する実際と注意点が心臓リハビリテーションの専門家によってQ＆A方式でまとめられています〉

Q3 不整脈のある患者にはどのように対応したらよいですか？

❶自覚症状，脈診，心音聴取，血圧，心電図により不整脈を管理する
❷心室期外収縮は増加と連発に注意する
❸心房細動は頻脈，心房内血栓，血圧コントロールに注意が必要

❶自覚症状，脈診，心音聴取，血圧，心電図により不整脈を管理する

不整脈の管理は自覚症状(動悸，胸部不快感)，脈診(不規則なリズム，脈の欠滞)，心音聴取(不規則なリズム)，血圧(血圧低下)を中心に行います．また運動療法開始初期や**表4-6**[1]に該当する場合には理学療法中の心電図装着が望ましいです．特に**低心機能患者や，運動に伴い不整脈が増悪する患者は重症不整脈に移行するリスクが高く，注意深く心電図をモニタリングしながら運動療法を実施します**．また不整脈出現に伴う低灌流所見(意識レベル低下，血圧低下など)にも細心の注意を払う必要があります．

❷心室期外収縮は増加と連発に注意する

臨床場面でよく遭遇する不整脈の1つに，心室期外収縮があります．健常人でも出現する不整脈のため緊急性はありませんが，**心室期外収縮が①普段より**

表4-6　心電図の装着が望ましい症例
①著しい左室機能低下(左室駆出率30%以下)
②安静時に複雑な心室性不整脈
③運動時に出現あるいは増悪する心室性不整脈
④運動に伴う収縮期血圧の低下
⑤突然死状態からの生存者
⑥うっ血性心不全，心原性ショック，重篤な心室性不整脈あるいはその2つ以上を合併した心筋梗塞患者
⑦重篤な冠動脈病変ならびに運動によって誘発される著しい虚血
　(2mm以上のST下降)
⑧身体的あるいは知的障害のために，自分で心拍監視ができない者

表 4-7　Lown の分類

grade 0	心室期外収縮なし
grade 1	散発性(1 個/分または 30 個/時以内)
grade 2	散発性(1 個/分または 31 個/時以上)
grade 3	多形性(期外収縮波形の種類が複数あるもの)
grade 4a	2 連発
grade 4b	3 連発
grade 5	R on T(連結期が短いもの)

表 4-8　アメリカスポーツ医学会(ACSM)の運動中止基準[1]

1	心室頻拍(3 連発以上)
2	R on T の心室性期外収縮
3	頻発する単一源性心室期外収縮(30％以上)
4	頻発する多源性の心室期外収縮(30％以上)
5	2 連発(1 分間に 2 回以上)

も多い，②運動療法中や運動療法後に増加する，③連発する，などの場合は何らかのストレスが心臓にかかっている状態であり要注意です．心室期外収縮の多発や連発は心拍出量低下に伴う低灌流症状を招く恐れがあることや，重症不整脈に移行する危険性があることを念頭に置いておく必要があります．心室期外収縮の重症度を表す**Lown の分類において 4b(3 連発)以上は運動療法をいったん中止**します(表 4-7)．またアメリカスポーツ医学会では，運動中止基準として**表 4-8** の項目が挙げられています．

❸心房細動は頻脈，心房内血栓，血圧コントロールに注意が必要

　心房細動は心疾患患者，高齢者に多い不整脈の 1 つです．心房細動の問題点として，**①頻脈になりやすい(発作性心房細動)，②心房内に血栓を生じやすく，心原性脳梗塞を引き起こす可能性がある，③血圧の変化に応じた前負荷の調整ができなくなり血圧が低下しやすい**，ことが挙げられます．そのため，運動療法実施にあたっては，**①心拍数のコントロールがなされている，②抗凝固薬，抗血栓薬が投与されている，③血圧のコントロールがなされている**，ことが重要です．これらの治療がなされていれば運動はほとんど問題ありませんが，出血(転倒，打撲など)や，目標心拍数の設定(薬剤の影響で心拍数増加は抑制される)には十分な配慮が必要です．

引用文献

1) アメリカスポーツ医学会(編), 日本体力医学会体力科学編集委員会(監訳):運動処方の指針—運動負荷試験と運動プログラム, 原書第8版. 南江堂, 2011

Q4 動くとすぐ息が切れる患者の場合,どのようにリスクマネジメントしたらよいですか?

A
❶ 心疾患患者の息切れや呼吸困難は,肺うっ血が主体で起こることに留意する
❷ 肺うっ血の指標には医学的検査,自覚症状,呼吸症状,身体所見を用いる
❸ 肺うっ血の程度に応じて負荷強度を調整する

❶ 心疾患患者の息切れや呼吸困難は,肺うっ血が主体で起こることに留意する

日常生活に必要な心拍出量が保てなくなると Frank-Starling 機序により,体内の循環血液量が増加します.その結果,肺にもうっ血が生じ,息切れや呼吸困難が出現します.心疾患における呼吸器症状の主な原因は,左心系への血液のうっ血(左心不全)で,**呼吸器症状は比較的早期より出現する心不全兆候**の1つです(図 4-1).

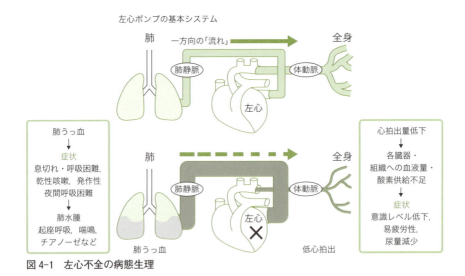

図 4-1 左心不全の病態生理

表 4-9 肺うっ血の指標

胸部 X 線写真	心陰影拡大,肺うっ血,胸水,Kerley's line
心臓超音波検査	左房径拡大,左室拡張障害[E/e'(左室流入血流速波形/僧帽弁輪移動速度)上昇,E/A(左室急速流入血流/心房収縮期流入血流速度)低下,DcT(左室拡張早期波減衰時間)延長]
スワン・ガンツカテーテル	肺動脈楔入圧上昇
血液ガス検査値	PaO_2(動脈血酸素分圧)低下,$A\text{-}aDO_2$(肺胞気・動脈血酸素分圧較差)拡大,P/F 比(動脈血酸素分圧・吸入酸素濃度)低下
呼吸症状	夜間発作性呼吸困難,起座呼吸,咳嗽,喀痰,喘鳴,同一負荷強度下での自覚的運動強度上昇 呼吸数増加,呼吸補助筋収縮増加,湿性ラ音の聴取
全身性所見	体重増加,頸静脈怒張,浮腫

❷ 肺うっ血の指標には医学的検査,自覚症状,呼吸症状,身体所見を用いる

　肺うっ血の指標には胸部 X 線写真,心臓超音波検査,スワン・ガンツカテーテル,血液ガス検査値などの医学的検査を用います.またそのほかにも自覚症状,呼吸数など呼吸症状の変化や体重増加など全身の身体所見を日々確認することが重要です(表 4-9).

❸ 肺うっ血の程度に応じて負荷強度を調整する

　肺うっ血が高度な場合,酸素化改善のために酸素療法や非侵襲的陽圧換気などの呼吸療法やうっ血を解除する目的で利尿薬や血管拡張薬などが使用されます.理学療法を実施する際には表 4-9 で示す肺うっ血の指標をもとに,負荷強度を調整します.また**仰臥位は静脈還流量の増加により肺うっ血が高度になるため,呼吸困難が生じやすくなります**.そのため,ベッド上ではギャッチアップの時間を多くとります.

　運動療法を実施する際には呼吸状態の変化に注意し,息切れや呼吸困難が生じない程度の負荷強度を設定したり,息切れが生じた時点で休憩をはさむインターバルトレーニングを導入するなどの工夫が必要になります.

Q5 脳卒中，運動器疾患，呼吸器疾患を合併した心疾患患者にはどのように対応すればよいですか？

A
1. 脳卒中患者は運動麻痺の程度に合わせた運動療法が必要
2. 運動器疾患患者は関節にかかる負担を軽減させる配慮が必要
3. COPD患者は重症度に合わせて運動療法の内容を調整する

❶脳卒中患者は運動麻痺の程度に合わせた運動療法が必要

特に虚血性心疾患においては，脳卒中を合併した患者も少なくありません．理学療法の実施にあたっては，運動麻痺の程度に応じた理学療法の実施する必要があります(表4-10)[1]．麻痺がほとんど認められない，もしくは軽度の場合は，運動耐容能の改善や再発予防を目的に，通常の心疾患患者と同様の内容で

表4-10 脳卒中患者に対する運動プログラムの実際

a. 麻痺が明らかでない例	
ROMエクササイズ，バランス練習，協調・巧緻動作練習，歩行練習(歩数計の装着などの工夫が望ましい)．	
運動障害が著明でない場合：健常者の運動目標値〔3〜4日/週，30〜60分/回程度の運動(早歩き，ジョギング，サイクリングなど)〕と同程度を目標とする．運動強度は50% VO_2max または65% HRmax または Borg scale 11〜13，65% HRmax=(220−年齢)×0.65．	
b. 麻痺が明らかだが歩行ができる例	
ROMエクササイズ，バランス練習，協調・巧緻動作練習，歩行練習	
c. 麻痺が明らかでないが歩行ができない例	
車椅子操作練習，移乗動作練習，床上動作練習，ROMエクササイズ，バランス練習，協調・巧緻動作練習，下肢装具を使用しての平行棒での歩行練習．	
d. 麻痺が明らかで歩行ができない例	
車椅子操作練習，移乗動作練習，床上動作練習，ROMエクササイズ，バランス練習，協調・巧緻動作練習，(麻痺の程度により)下肢装具を使用しての平行棒での歩行練習	

〔運動時間，頻度，強度(b〜d)〕．
　ROMエクササイズや手指の協調・巧緻動作練習などすべての運動を含めて午前午後1時間程度．Borg scale 11〜13．翌日に疲れを残さない程度．

(上月正博：【身体活動・運動と生活習慣病　運動生理学と最新の予防・治療】　生活習慣病　慢性疾患と身体活動　脳血管障害．日本臨牀 67：276-283, 2009 より引用・改変)

実施されます．運動麻痺が中等度から高度の場合には，ADL や QOL の向上を目的とした移動動作練習や ADL 練習が主体となります．その場合，**心拍数や血圧，RPE を適宜モニタリングし，過負荷に注意しながら実施します．**

また脳卒中患者では，身体活動量の低下に伴い運動耐容能が著しく低下している患者もいるため，運動負荷試験などにより心機能や運動耐容能の評価を行っておくことも重要です．

❷ 運動器疾患患者は関節にかかる負担を軽減させる配慮が必要

運動器疾患の増悪が ADL の低下や身体活動量減少を招き，心疾患の病態進展にも悪影響を及ぼすことを考慮すると，運動器疾患に十分配慮した運動療法の実施が求められます．運動療法実施の留意点は，①**ウォーミングアップとクールダウンは通常より長く**時間をとり，骨格筋，関節結合組織の伸展性を高め，骨関節障害の進展を予防する，②膝関節症など荷重が好ましくない患者にはエルゴメータを用いるなど**関節に負担の少ない運動様式を選択**する，③エルゴメータを使用する際は過度な関節の屈曲・伸展に注意する，④必要に応じて**装具，足底板などを使用して関節への負担を軽減**する，などの配慮が必要になります．

❸ COPD 患者は重症度に合わせて運動療法の内容を調整する

慢性閉塞性肺疾患（COPD）は進行性の疾患であることから，重症度に合わせた運動療法の実施が必要です（表 4-11）[2]．軽度から中等度の COPD 患者では嫌気性代謝閾値（AT）での運動療法が可能ですが，重症 COPD 患者では労作性の呼吸困難や運動耐容能の低下，骨格筋機能異常により AT レベルの運動は困難です．そのため**休憩を十分にとりながら運動を行うインターバルトレーニング（平地歩行・エルゴメータ）**や，**筋力トレーニング**などを主体に行います．

また運動時には口すぼめ呼吸などの呼吸理学療法や酸素療法（NPPV など），薬物療法（気管支拡張薬など）を併用して行うことも効果的です．呼吸器疾患患者では運動時に動脈血酸素飽和度が低下することがあるため，運動誘発性の低酸素血症の評価のためにパルスオキシメータを用いた運動療法が推奨されています．COPD 重症患者では特に右心不全の微候（頸静脈怒張，四肢浮腫）に注意をして進める必要があります．

表 4-11 呼吸器疾患患者の運動処方

- 歩行は日常生活の多く活動のなかに含まれているため，運動の様式として強く推奨されている．歩行に代わるトレーニング方法として，自転車エルゴメータを用いることができる．
- 運動頻度の目標として，最低 3〜5 回/週が推奨されている．運動能力が低下している症例では，運動トレーニングの効果を得るためには，さらに頻繁(例えば毎日)運動することが必要である．
- 運動強度の指標として最高酸素摂取量の 50％の強度と症候限界による運動中断時の強度が提唱されている．
- たとえ処方された運動強度がいくらであっても，運動の専門家は最初の運動負荷試験を綿密にモニタリングして，その結果から患者に合った運動強度と時間を設定する．運動強度のモニターとして客観的指標の代わりに呼吸困難感や息切れの自覚症状を用いるようにする．
- 運動強度のモニタリングとして従来，心拍数が用いられている．心拍数に代わる運動強度のモニタリングとして段階的運動負荷試験から得られた呼吸困難感の程度が用いられる．多くの COPD 患者では呼吸困難の目標として 4 ポイントスケールの 2〜3，0〜10 段階スケールの 3〜5(中等度〜強い)の運動強度を，正確にまた確実に用いて 10〜30 分間の最大下の運動トレーニングが行われている．慢性呼吸疾患の多くの患者では，運動トレーニング開始初期はインターバルトレーニングが必要になるかもしれない．
- 特に COPD 患者では，肺だけではなく骨格筋が運動によく影響を受けることが認められている．そのため骨格筋の筋力トレーニングが呼吸リハビリテーションプログラムの重要な役割を担っている．
- 呼吸器疾患患者では上肢を使った日常生活を行っているときに，より強い呼吸困難感を訴えるため，これらの患者に筋力運動を行うときには肩周囲の筋力に集中して行うのが有益である．
- 同患者の運動耐性や呼吸困難の要因として，吸気筋の脆弱性が関係しており，吸気筋トレーニングは呼吸困難感の軽減につながり，運動能力が増す可能性がある(吸気筋トレーニングのガイドライン：最低 4〜5 回/週の頻度，機能的残気量から測定した最大吸気圧の 30％の強度，時間は 30 分/日，または 15 分×2 回/日)．

[アメリカスポーツ医学会 日本体力医学会体力科学編集委員会(監訳)：運動処方の指針―運動処方に影響するその他の疾患．pp 212-250，南江堂，2008 より引用・改変]

推奨文献

1) 上月正博：【身体活動・運動と生活習慣病　運動生理学と最新の予防・治療】　生活習慣病　慢性疾患と身体活動　脳血管障害．日本臨牀 67：276-283，2009〈脳血管障害における身体活動，運動について解説されています〉
2) アメリカスポーツ医学会(編)，日本体力医学会体力科学編集委員会(監訳)：運動処方の指針―運動処方に影響するその他の疾患．pp 212-250，南江堂，2008〈アメリカスポーツ医学会より出版されている ACM's Guidelines for Exercise testing and Prescription の翻訳本で，さまざまな疾患に対する運動処方がまとめられています〉

5

腎機能が低下している患者についての Q&A

齊藤正和

Q1 腎機能が低下していることと理学療法の実施の有無は関係していますか？理学療法で腎機能が悪くなるのですか？

A

❶ 腎機能の低下は，身体機能低下や能力障害を招く危険因子である
❷ 慢性腎臓病や急性腎障害の重症度は，理学療法時のリスクマネジメントにおいて重要となる
❸ 適切な理学療法の適応/禁忌の厳守，リスク分類に基づく理学療法では，腎機能増悪は認めない

❶ 腎機能の低下は，身体機能低下や能力障害を招く危険因子である

慢性腎臓病（CKD）患者は，筋消耗（muscle wasting），心血管疾患ならびに身体不活動などが関与することで，身体機能低下や能力障害のリスクがきわめて高くなります（図5-1）．CKD患者の歩行速度や6分間歩行距離などの身体機能は，健常者と比較して30〜40％程度低下しています．近年，高齢者やCKD患者をはじめとする慢性疾患患者の身体機能指標として汎用されている short physical performance battery（SPPB）も，腎機能低下との関連が示されています．Reese らは，CKD患者の腎機能とSPPB得点の関連性を多変量解析により検討しており，eGFR＞60 mL/分/1.73 m^2 に比べて，eGFR 30〜59 mL/分/1.73 m^2 でSPPBスコアが0.51点低下，eGFR 15〜29 mL/分/1.73 m^2 でSPPBスコアが0.61点低下，eGFR＜15 mL/分/1.73 m^2 でSPPBスコアが1.75点低下することを示しています[1]．

❷ 慢性腎臓病や急性腎障害の重症度は，理学療法時のリスクマネジメントにおいて重要となる

CKD患者では，骨・ミネラル代謝異常（CKD-MBD）により，骨粗鬆症などの骨関節疾患，全身の血管の石灰化に伴う心血管疾患発症リスクが高くなります．また，CKD患者は，腎機能障害の進展により異化亢進状態となり，protein energy wasting（PEW）と称される栄養障害像を呈し，低栄養や尿毒症性サルコペニアなどを併発するリスクが高くなります．このように，**CKD患者では腎機能障害に加えて，他臓器の合併症を呈する複合疾患有病者であることが特**

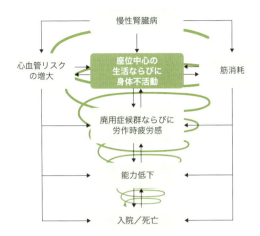

図 5-1　CKD 患者の身体機能低下，能力障害の悪循環
(Kirkman DL, et al：Exercise as an Adjunct Therapy In Chronic Kidney Disease. Renal Nutr Forum 33：1-8, 2014 より引用改変)

徴です．そのため，CKD 患者では，腎機能のみならず，全身状態の包括的アセスメントおよびリスク層別化に準じて，理学療法を実施することが重要となります．

　また，急性腎障害(AKI)を呈する患者では，体液貯留，電解質異常，酸塩基平衡異常に加えて，多臓器不全の合併率も高値となります．そのため，AKI 患者に対して早期理学療法を実施する際には，AKI の重症度と急性期治療に対する腎機能回復過程に加えて，多臓器不全の治療状況に応じたリスクマネジメントのもと早期理学療法を実施する必要があります．

❸適切な理学療法の適応/禁忌の厳守，リスク分類に基づく理学療法では，腎機能増悪は認めない

　近年，CKD 患者に対する運動療法に関しては，5 METs 未満の中等度運動強度による定期的な運動療法が推奨されています．本邦においても，2009 年に発刊された CKD 診療ガイドラインにおいて，"**運動疲労を起こさない程度の運動(5 METs 前後)が安定した CKD を悪化させるという根拠はなく，合併症などの身体状況が許す限り，定期的施行が推奨される**" と記述されていま

す[2].中等度の運動強度における単回運動負荷においても,急性腎障害のバイオマーカー(後述)の上昇も認めないことが示されています[3].

引用文献

1) Reese PP, et al：CRIC Study Investigators；Physical performance and frailty in chronic kidney disease. Am J Nephrol 38：307-315, 2013
2) 日本腎臓学会(編)：エビデンスに基づくCKD診療ガイドライン2009.pp 905-1066,東京医学社,2009
3) Hiraki K, et al：Moderate-intensity single exercise session does not induce renal damage. J Clin Lab Anal 27：177-180, 2013

推奨文献

4) 齊藤正和, 他：慢性腎臓病(CKD)ステージ分類からみた心臓手術後リハビリテーションの安全性と効果の検討.心臓リハビリテーション16：202-206,2011〈心臓リハビリテーションにおける運動療法の適応と禁忌を厳守した適切な運動療法は,慢性腎臓病を合併する心疾患患者においても腎機能増悪をはじめとする重篤なイベントを招くことなく運動耐容能を改善することが示された〉

Q2 腎機能悪化は，何の指標を用いて評価すればよいですか？

A
❶日常臨床で使用されている腎機能のバイオマーカーとして，血清クレアチニン，血清シスタチンCならびに推定糸球体濾過量がある
❷近年，急性腎障害の診断に用いられる障害部位特異的な新規バイオマーカーの臨床評価が進んでいる

❶日常臨床で使用されている腎機能のバイオマーカーとして，血清クレアチニン，血清シスタチンCならびに推定糸球体濾過量がある

腎機能のバイオマーカーとしては，**血清クレアチニン(sCr)** や尿素窒素などが日常臨床で汎用されていました．「2012 KDIGO 診療ガイドライン」より，腎機能のバイオマーカーとして **sCr に加えて，推定 GFR(sGFRcreat)の使用が推奨** されています[1]．最近では，sCrとは異なり，食事，炎症，年齢，性差，筋肉量などの影響を受けない血清シスタチンCの測定が可能となり，血清シスタチンCを用いた推定GFR(eGFRcys)も利用可能となっています．

血清クレアチニンによる GFR 推定式
男性：eGFRcreat(mL/分/1.73 m^2) = 194×Cr$^{-1.094}$×Age$^{-0.287}$
女性：eGFRcreat(mL/分/1.73 m^2) = 194×Cr$^{-1.094}$×Age$^{-0.287}$×0.739

血清シスタチンCによる GFR 推定式
男性：eGFRcys(mL/分/1.73 m^2) = (104×Cys-C$^{-1.019}$×0.996^{Age}) −8
女性：eGFRcys(mL/分/1.73 m^2) = (104×Cys-C$^{-1.019}$×0.996^{Age}×0.929) −8

❷近年，急性腎障害の診断に用いられる障害部位特異的な新規バイオマーカーの臨床評価が進んでいる

日常臨床で使用されている血清クレアチニンや尿素窒素などでは，迅速なAKIの診断が行えないため，①鑑別診断能，②早期診断能，③予後推定能に優れる障害部位特異的な新規バイオマーカーが注目されています[2]．
尿中肝臓型脂肪結合蛋白(L-FABP) は，尿細管障害を反映する腎臓に保護的に作用します．そのため，虚血などの腎障害ストレスにより尿中への排泄量が

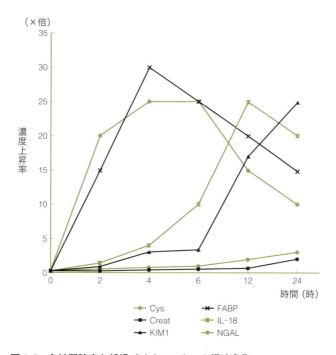

図 5-2　急性腎障害と新規バイオマーカーの経時変化

Cys：cystatin C（シスタチン C），FABP：fatty acid binding protein（脂肪酸結合蛋白），Creat：creatinine（クレアチニン），IL-18：interleukin-18（インターロイキン-18），KIM1：kidney injury molecule 1（腎障害分子-1），NGAL：neutrophil gelatinase-associated lipocalin（好中球ゲラチナーゼ結合性リポカイン）．

(Devarajan P：Emerging biomarkers of acute kidney injury. Contrib Nephrol 156：203-212, 2007 より引用改変)

増加し，CKD に加えて，AKI による急性尿細管機能障害を反映するバイオマーカーとして，2011 年 8 月に保険収載されています．L-FABP は，sCr などに比べて，迅速に AKI を診断できることが示されています(図5-2)[2]．**好中球ゲラチナーゼ結合性リポカイン(NGAL)** は，尿細管保護作用があり，尿細管が傷害を受けた際に発現が増加します．心臓外科手術後患者や集中治療ケア患者などの AKI を反映するバイオマーカーとして，多くの臨床研究で採用されています．**インターロイキン-18(IL-18)** は，マクロファージや近位尿細管から産生される炎症性サイトカインです．冠動脈バイパス術関連の AKI，造影剤

腎症などに伴うAKIを評価する尿中バイオマーカーとして，有用性が報告されています[3]．また，**腎障害分子-1(KIM)**は，虚血再灌流障害や腎毒性物質への曝露など，近位尿細管の傷害時により近位尿細管上皮細胞内での産生が亢進され，尿中に排泄されるAKIのバイオマーカーです．

引用文献

1) KDIGO 2012 Clinical Practice Guideline for the Evaluation and Management of Chronic Kidney Disease. Kidney Int 84：136-150, 2013
2) Devarajan P：Emerging biomarkers of acute kidney injury. Contrib Nephrol 156：203-212, 2007
3) Lin X, et al：Urine interleukin-18 in prediction of acute kidney injury：a systemic review and meta-analysis. J Nephrol 28：7-16, 2015

Q3 運動療法によって腎機能は改善しますか？腎臓疾患患者の予後はよくなりますか？

A
❶運動療法による腎機能の改善効果に関する十分なエビデンスは確立されていない
❷運動療法により身体機能，心血管関連要因の改善効果は認めるが，生命予後改善に関する十分なエビデンスは確立されていない

❶運動療法による腎機能の改善効果に関する十分なエビデンスは確立されていない

5/6 腎摘出ラットモデルなどにおいて，**運動療法による腎保護作用が報告**されています[1]．一方，ヒトを対象とした運動療法による腎保護作用もしくは腎機能改善効果に関しては統一された見解には至っておらず，議論の的となっています．ヒトを対象としたいずれの臨床研究においても，症例数が十数例程度であり，腎機能の経過観察期間も短期間の報告がほとんどであることから，長期間の腎機能の推移を観察する大規模臨床試験が必要と考えられています．

❷運動療法により身体機能，心血管関連要因の改善効果は認めるが，生命予後改善に関する十分なエビデンスは確立されていない

CKD 患者において身体機能低下や身体活動量低下は，入院や死亡リスクなどの予後と密接な関連を認めます．そのため，CKD 患者の包括的治療戦略のブランチの 1 つとして運動療法が注目されています．

CKD 患者に対する運動療法の効果として，身体機能，冠危険因子，栄養指標，健康関連 QOL が改善する十分なエビデンスが確立されています[2]．一方，CKD 患者に対する運動療法による生命予後の改善効果に関しては，十分なエビデンスが構築されていないのが現状です．近年，Chen らにより，CKD 患者を対象にした運動療法の実施状況と生命予後の関連が報告されており，適度に運動療法を実施している CKD 患者は死亡リスクが低値であることが示されています（図 5-3）[3]．このように，今後，CKD 患者への運動療法の効果として冠危険因子の是正による心血管イベント抑制効果，生命予後改善効果に関す

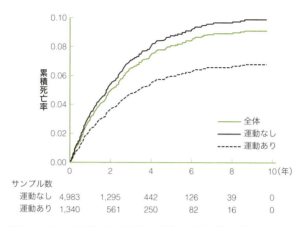

図5-3 CKD患者の生命予後に対する運動療法の効果
(Chen IR, et al：Association of Walking with Survival and RRT Among Patients with CKD Stages 3-5. Clin J Am Soc Nephrol 9：1183-1189, 2014 より引用改変)

るエビデンスの構築が急務となっています．

引用文献

1) Kohzuki M, et al：Renal protective effects of chronic exercise and antihypertensive therapy in hypertensive rats with chronic renal failure. J Hypertens 19：1877-1882, 2001〈慢性腎不全モデルラットにより運動療法による腎機能低下は認めることなく，運動療法により腎保護作用（糸球体硬化抑制，蛋白尿抑制）を示しました〉
2) Heiwe S, et al：Exercise training for adults with chronic kidney disease. Cochrane Database Syst Rev (10)：CD003236, 2011〈45編(1,863例)の無作為化比較試験によるレビューにおいて，CKD患者に対する定期的な運動療法により運動耐容能，歩行機能，心血管因子（血圧，心拍数），健康関連QOLならびに栄養指標に有益な効果が示されています〉
3) Chen IR, et al：Association of Walking with Survival and RRT Among Patients with CKD Stages 3-5. Clin J Am Soc Nephrol 9：1183-1189, 2014〈CKD患者（CKD stage 3～5）において運動療法（ウォーキング）は，年齢，腎機能ならびに合併症と独立した死亡率ならびに腎死のリスク軽減因子であることが示されています〉

推奨文献

4) 齊藤正和，他：栄養障害を呈する血液透析患者の身体機能および栄養指標に対する血液透析中のレジスタンストレーニングの効果．透析会誌 48；405-412, 2015〈透析患者に対する透析中の運動療法により，身体機能（SPPB），身体活動量（LSA）ならびに栄養指標（血清アルブミン，GNRI）が改善することが示されました〉

Q4 血液透析患者において，血清クレアチニン値は何を示す指標ですか？

A
① 透析患者の血清クレアチニン値は，筋肉量を示す代替指標となる
② 透析患者において血清クレアチニン値の低下は，死亡率の上昇と関連を認める

❶透析患者の血清クレアチニン値は，筋肉量を示す代替指標となる

安定した透析療法を実施している末期腎不全患者の血清クレアチニン値は，腎機能を示す指標ではなく，握力や上腕周囲径などと同様に筋肉量や体格を反映する指標の1つとして知られています（図5-4）[1]。そのため，透析患者を対象に血清クレアチニン値により筋肉量を large muscle mass：12 mg/dL≦sCr＜14 mg/dL，moderate muscle mass：6 mg/dL≦sCr＜8 mg/dL，small muscle mass：sCr＜6 mg/dL と分類する方法も提案されています[2]。

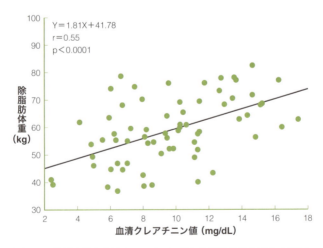

図 5-4　透析患者の血清クレアチニン値と除脂肪体重（LBM）の関連
(Keshaviah PR, et al：Lean body mass estimation by creatinine kinetics. J Am Soc Nephrol 4：1475-1485, 1994 より引用改変)

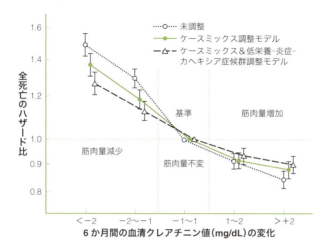

図 5-5 透析患者の血清クレアチニン値の推移と生命予後の関連
(Kalantar-Zadeh K, et al:The Obesity Paradox and Mortality Associated With Surrogates of Body Size and Muscle Mass in Patients Receiving Hemodialysis. Mayo Clin Proc 85:991-1001, 2010 より引用改変)

❷透析患者において血清クレアチニン値の低下は, 死亡率の上昇と関連を認める

　透析患者の筋肉量減少には,加齢,食欲不振,炎症,インスリン抵抗性,蛋白同化/異化異常などの因子を内包した概念である**サルコペニアやカヘキシア(悪液質)などの muscle wasting** の関与が示唆されています.実際,透析患者の20%がサルコペニアを呈し[3],末期腎不全患者の30〜60%が,カヘキシアを呈することが示されています[4].特に,カヘキシアを呈する末期腎不全患者は,多くの医学的問題を抱え,生命予後が不良であることが知られています.つまり,**透析患者において血清クレアチニン値の減少は,サルコペニアやカヘキシアなどの muscle wasting の進展による筋肉量ならびに貯蔵蛋白質量の減少を反映する**ことが示唆されています(図 5-5)[2].

引用文献

1) Keshaviah PR, et al:Lean body mass estimation by creatinine kinetics. J Am Soc Nephrol 4:1475-1485, 1994

2) Kalantar-Zadeh K, et al : The Obesity Paradox and Mortality Associated With Surrogates of Body Size and Muscle Mass in Patients Receiving Hemodialysis. Mayo Clin Proc 85 : 991-1001, 2010
3) Mak RH, et al : Energy homeostasis and cachexia in chronic kidney disease. Pediatr Nephrol 21 : 1807-1814, 2006
4) Isoyama N, et al : Comparative Associations of Muscle Mass and Muscle Strength with Mortality in Dialysis Patients. Clin J Am Soc Nephrol 9 : 1720-1728, 2014

6

呼吸機能が低下している患者についてのQ&A

野添匡史

Q1 呼吸困難感が強い患者さんに対して，どのように対応したらよいですか？

A
1. 呼吸困難感が生じる原因・程度・状況を客観的に評価する
2. 呼吸困難感の即時的改善を求めて呼吸理学療法手技および他療法を実施する
3. 呼吸困難感の長期的な改善をめざして運動療法を継続実施する

❶呼吸困難感が生じる原因・程度・状況を客観的に評価する

呼吸困難感が生じる原因はいくつかありますが，気流制限や動的肺過膨張，呼吸筋疲労といった換気を制限する因子と，血液ガス異常，死腔率増加，骨格筋機能異常といった換気を亢進させる因子の2つに大きく分けられます．それらの原因を検索するためには，呼吸機能検査を行うだけでなく，フィジカルアセスメント（視診・触診・打診・聴診）を用いて全身の評価を行う必要があります(表6-1)．呼吸困難感の程度は修正Borg Scaleを用いることが一般的です．

そして，治療に直結する評価として重要なのが，呼吸困難感が生じる状況（姿勢・動作）およびその際の呼吸パターンを評価することです(表6-2)．呼吸困難感は安静時から生じているのか，姿勢によって改善はみられるのか，どのような呼吸パターン（呼吸数，呼吸リズム）を呈するのかを注意深く観察することが重要になります．

❷呼吸困難感の即時的改善を求めて呼吸理学療法手技および他療法を実施する

呼吸困難感のなかでも何らかの手法で即時的改善が期待できる場合は，評価結果に基づいて治療介入することで呼吸困難感を軽減し，日常生活活動（ADL）が行いやすくなり，運動療法をスムーズに導入できる場合も少なくありません．呼吸理学療法手技では呼吸介助法などの胸郭を徒手的に圧迫する手技，各種排痰法があり，そのほかに介入できることとしては呼吸法の指導，姿勢の指導，酸素療法，非侵襲的陽圧換気療法，短時間作用型気管支拡張薬の利用などが挙げられます(表6-3)．

表6-1 呼吸困難感の原因とフィジカルアセスメントにおける所見

原因	所見
気流制限	呼気時間延長 口すぼめ呼吸 呼気時の腹筋収縮 呼気時喘鳴
動的肺過膨張	吸気時間短縮
呼吸筋疲労	呼吸補助筋群肥大・過活動
血液ガス異常(低酸素)	チアノーゼ 血圧低下
血液ガス異常(高炭酸ガス)	紅潮 血圧上昇 発汗 羽ばたき振戦

表6-2 呼吸困難感が生じやすい動作・姿勢の特徴とその例

特徴	動作例
負荷強度が高い動作	坂道歩行,階段昇降,早歩き
上肢を挙上した動作	かぶりシャツの着脱,洗髪
上肢使用を反復した動作	洗体,拭き掃除
腹部に圧がかかるような動作	靴下をはく,足を洗う,物を拾う
呼吸停止を伴う動作	洗顔,排便,重量物持ち上げ,食事

表6-3 呼吸困難感を即時的に軽減する方法

方法	使用例
胸郭を徒手的に圧迫する手技	呼吸困難時 呼吸困難が生じやすい動作を行う前
排痰手技	喀痰貯留時
呼吸法指導	口すぼめ呼吸,横隔膜呼吸,深呼吸
姿勢の指導	上肢を挙上しない 体を前かがみにしない 上肢で支持した姿勢(安楽姿勢)
酸素療法	労作時の酸素流量調節
非侵襲的陽圧換気療法	夜間就寝時に使用 運動療法時に使用
短時間作用型気管支拡張薬	運動療法開始前 呼吸困難感が生じやすい動作を行う前

❸呼吸困難感の長期的な改善をめざして運動療法を継続実施する

　慢性閉塞性肺疾患(COPD)患者を中心とした慢性呼吸不全患者に対する長期的な運動療法の継続は,身体機能を改善させるとともに労作時の呼吸困難感を軽減し,QOLを改善することが知られています.しかし,前述のような呼吸困難感を即時的に軽減する手法が奏効したとしても,決して楽とはいえない運動療法を継続することは至難の業です.ここで重要になるのが,患者への説明・指導になります.

　具体的な運動頻度・強度・時間・種類(例:週3回・修正Borg Scale＝5・25分・屋外歩行)を指示し,**改善目標,回復の目途,期待できる効果を少しでも具体的に説明することが重要になります**.労作時だけでなく安静時から呼吸困難感の訴えが強い患者ほど,より具体的な目標・報酬を提示する(書面などを用いて)必要性が高くなりますが,結果として運動療法継続への意欲が向上し,運動のアドヒアランスを改善させ,運動療法の効果が期待できます.

　運動療法を長期的に実施することで,**運動耐容能の改善および骨格筋機能異常の改善が期待でき,結果として換気需要軽減,呼吸仕事量,動的肺過膨張の軽減につながる**と考えられます.

6 呼吸機能が低下している患者についてのQ&A

Q2 胸郭の柔らかさがなぜ必要なのかをわかりやすく教えてください

A
❶ 胸郭が硬い＝胸郭拡張が制限されると，結果的に易感染状態となる
❷ 胸郭収縮力が低下しているCOPD患者などでは残気量が増加し，呼吸困難感を生じやすい

　各種疾患における胸郭の柔らかさは，肺・胸郭の圧量曲線（図6-1）をみることで理解できます．この曲線における傾きが急峻なほど，少ない圧変化（筋力発揮）で多くの肺容量増加が得られるため，結果的に柔らかい（コンプライアンスが高い＝膨らみやすい・縮みやすい）胸郭であることを示します．
　しかし，臨床場面でこのような検査を実施することは困難なため，可能な範囲で徒手的に胸郭の柔らかさを評価したり（図6-2），疾患・病態からこのような症状が存在していることを想定したりして介入を行うことが一般的です．

❶胸郭が硬い＝胸郭拡張が制限されると，結果的に易感染状態となる
　胸郭拡張性が低下しやすい疾患に，脊髄損傷や呼吸筋麻痺を伴うような神経系疾患が挙げられます．これらの疾患においては呼吸筋の発生張力が低下し，

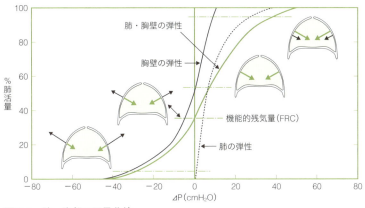

図6-1　肺・胸郭の圧量曲線

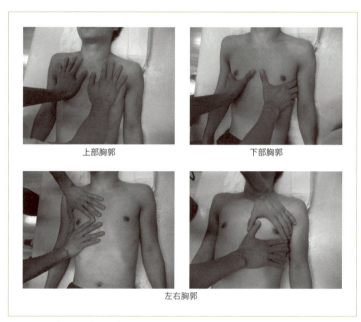

図 6-2　胸郭柔軟性の評価
胸郭を上部,下部,左右と部位ごとに分けて圧迫し,柔軟性を評価する.

その状態が慢性的に持続することで胸郭が硬くなります[1].また,脊椎の圧迫骨折など,構造的な変化に伴って胸郭拡張が制限される場合もあります.いずれの理由にせよ,胸郭の拡張が制限されることで肺容量が減少し咳嗽力の低下が生じるため,結果的に易感染状態となります.

❷胸郭収縮力が低下している COPD 患者などでは残気量が増加し,呼吸困難感を生じやすい

胸郭収縮力が低下している疾患の代表に,COPD が挙げられます.しかし,これらの患者では上述のような肺の圧量曲線の傾きは急峻になり,結果的に胸郭のコンプライアンスも増加します.ではなぜ,COPD 患者は胸郭収縮力が低下しているといえるのでしょうか.これは,COPD 患者のような高い肺・胸郭コンプライアンスを呈する場合,肺と胸郭の弾性圧のバランスがとれる機能的残気量位が増加し,肺過膨張を呈するために結果的に肺・胸郭は慢性的に拡張

位の状態が持続するためといえます．胸郭収縮力が低下することで慢性的に残気量が増加し，呼吸筋仕事量が増加するために呼吸困難感を生じやすくなります．

引用文献
1) Schilero GJ, et al：Pulmonary function and spinal cord injury. Respir Physiol Neurobiol 166：129-141, 2009

Q3 酸素飽和度が低下すると，何がどのようにいけないのでしょうか？

❶酸素飽和度の低下は活動筋への酸素供給不足を招き，運動耐容能を低下させる
❷活動筋の酸素供給不足は，呼吸困難感の増強を招く
❸酸素飽和度低下が持続すると心臓に負担がかかり，肺性心から右心不全に陥る

❶酸素飽和度の低下は活動筋への酸素供給不足を招き，運動耐容能を低下させる

酸素飽和度が低下することは，「動脈血中の酸素分圧が低下すること」とほぼ同義です．そのため，酸素飽和度が低下すると活動筋へ十分な酸素を供給することができず，活動筋は酸素不足に陥ることになります．**酸素不足になった活動筋は好気的代謝が阻害されるため，乳酸などの疲労物質が蓄積し，運動耐容能が低下することになります**．

❷活動筋の酸素供給不足は，呼吸困難感の増強を招く

活動筋へ酸素供給が不足すると，それを補おうと換気亢進が生じます．ここで，正常肺ではある程度換気亢進に伴って多くの酸素を体内に取り込むことが可能な場合もありますが，病気肺においては換気亢進が生じても酸素摂取量の増加につながりにくいことが実際です．そのため**さらに悪循環に陥り，さらなる換気亢進，呼吸困難感増強の経過をたどることになります**（図6-3）．

❸酸素飽和度低下が持続すると心臓に負担がかかり，肺性心から右心不全に陥る

酸素飽和度の低下は活動筋への影響だけでなく，肺血管攣縮という病態を招き，肺高血圧症を呈します．肺血管攣縮は低い酸素飽和度を呈した肺胞における血管床が減少することを指し（図6-4），結果的に肺高血圧症を招きます．肺高血圧症が持続すると右室拡大（肺性心）を招き，その状態がさらに持続すると右心不全を呈します．下腿浮腫や頸静脈怒張，肝腫大といった臨床所見がよく

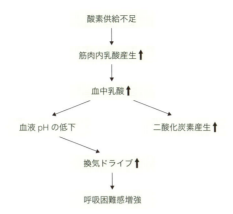

図6-3 酸素供給不足が呼吸困難感増強を招くメカニズム

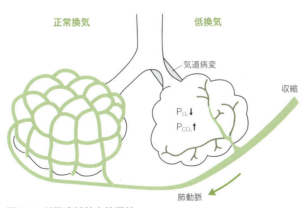

図6-4 低酸素性肺血管攣縮

みられます．ここで生じた右心不全に対する根本的な治療法はなく，あくまで**原疾患および原因(低酸素血症)の改善を図ることが唯一の対応策**といえます．

Q4 呼吸器疾患患者における身体活動量の意味を教えてください

A
1. 身体活動量はCOPD患者の予後と関連が強い
2. 高い身体機能を有していても，身体活動量低下は急性増悪での入院頻度を増加させる
3. 運動介入に加えて患者教育などで自己効力感を向上させることで，身体活動量を増加できる

❶ 身体活動量はCOPD患者の予後と関連が強い

　身体活動量がさまざまな疾患の発生および予後に影響を与えることは知られていますが，呼吸器疾患のなかでもCOPD患者において特にその関係性が強いことが知られています．そのメカニズムは依然明らかにされていませんが，特に身体活動量の低下がCOPDの病態そのものを進行させて予後を悪化させるだけでなく，さまざまな疾患を死因として死亡率が高くなることからも，全身性炎症を招くのではないかと考えられています(図6-5)．

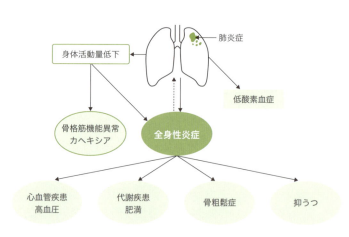

図6-5　身体活動量低下と各種病態との関連性

❷ 高い身体機能を有していても，身体活動量低下は急性増悪での入院頻度を増加させる

COPD患者の病期進行および身体活動量低下を招き，予後を悪化させるものは急性増悪です．特に，入院を要する急性増悪だけでなく，例え入院を必要としない場合でも急性増悪を招くことで身体活動量が減少するといわれています[1]．COPD患者の管理においては，この急性増悪による入院をいかに減らすかがメインテーマになっており，**身体活動量が低下している患者ではこの急性増悪による入院も増加する**といわれています．

❸ 運動介入に加えて患者教育などで自己効力感を向上させることで，身体活動量を増加できる

現在までに，COPD患者における身体活動量増加はどのような方法で達成さ

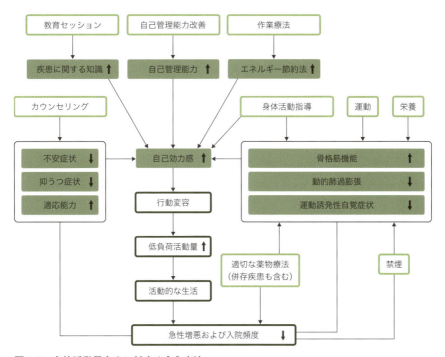

図6-6 身体活動量向上に対する介入方法
(Spruit MA, et al：Pulmonary Rehabilitation and Physical Activity in Patients with Chronic Obstructive Pulmonary Disease. Am J Respir Crit Care Med 192：924-933, 2015)

れるかについてさまざまな研究が行われてきていますが，依然として明確な答えは得られていません．運動療法が与える影響に関しても，有効性は報告されているものの，その効果は小さいといわれています．

一方，通常の運動療法に加えて自己管理能力を改善させるような行動変容を促す介入によって，身体活動量の増加が図れる可能性が報告されています(図6-6)．どのような病期，重症度，身体活動レベルの患者であっても，レジャーや娯楽も含めた**身体活動を行う機会を増やすことで，患者のQOLや予後改善にも好影響をもたらす**ことが期待できます．

引用文献

1) Spruit MA, et al：Pulmonary Rehabilitation and Physical Activity in Patients with Chronic Obstructive Pulmonary Disease. Am J Respir Crit Care Med 192：924-933, 2015

7

糖尿病に対する
運動療法についてのQ＆A

井垣　誠

Q1 運動療法でなぜ血糖コントロールがよくなるのですか？ わかりやすく教えてください

A
❶運動の急性効果として，運動中から運動後数時間にわたって血糖降下作用が認められる
❷運動の慢性効果では，骨格筋のインスリン抵抗性の改善によって糖の利用が増大する
❸エネルギー消費の増加に伴って脂肪が減量すれば，間接的にインスリン抵抗性が改善される

❶運動の急性効果として，運動中から運動後数時間にわたって血糖降下作用が認められる

　運動の急性効果には，インスリン非依存性およびインスリン依存性糖取り込みが作用しているといわれています(図7-1)．インスリン非依存性糖取り込みは，運動による筋収縮そのものの刺激によってAMPキナーゼが活性化され，GLUT4(糖輸送担体)の細胞質から細胞膜への移動(トランスロケーション)が促進されて糖を骨格筋に取り込みます．一方，インスリン依存性糖取り込みはインスリンシグナル伝達を介した経路で，インスリン受容体からPI3キナーゼなどの複雑なシグナル伝達を介し，GLUT4のトランスロケーションが促進されます．

　運動による急性効果において，インスリン依存性糖取り込みが促進されるメカニズムとしては，**全身血流の増加により糖やインスリンの組織到達量が増すこと，骨格筋で消費されたグリコーゲンの再補充が行われること**などが報告されています．急性の血糖降下作用は運動中が最も顕著で，その後48時間程度持続することが知られています(キャリーオーバー効果)．

❷運動の慢性効果では，骨格筋のインスリン抵抗性の改善によって糖の利用が増大する

　インスリン抵抗性(インスリン感受性の低下)とは，インスリンの標的臓器である肝臓，骨格筋，脂肪でのインスリンの効きが悪い状態を表します．運動を積み重ねることにより，骨格筋のインスリン抵抗性の改善が期待できます(ト

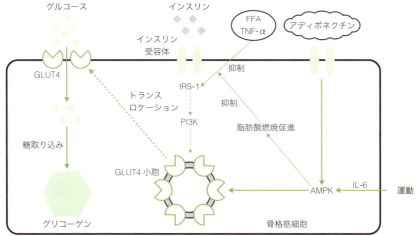

GLUT4：glucose transporter 4（糖輸送担体），IRS-1：insulin receptor substrate-1（インスリン受容体基質-1），
PI3K：phosphoinositide 3-kinase（ホスホイノシチド 3-キナーゼ），FFA：free fatty acid（遊離脂肪酸），TNF-α：
tumor necrosis factor-α（腫瘍壊死因子α），AMPK：AMP-activated protein kinase（AMP 活性化蛋白質キナーゼ），
IL-6：interleukin-6（インターロイキン 6）

図 7-1　骨格筋細胞における糖取り込みのメカニズム

［井垣　誠：糖尿病に対する理学療法技術の検証．福井　勉，他（編）：理学療法技術の再検証．pp 183-199，三輪書店，2015 より引用・改変］

レーニング効果）．このメカニズムは，**GLUT4 量の増加，インスリンシグナル伝達系の活性化，毛細血管密度の増加，筋線維組成の変化など骨格筋の質的変化**が知られています．**同量のインスリンに対して反応する GLUT4 が増えれば，それだけ骨格筋への糖取り込み能力は増大します**．そして，この効果は運動していないときでも続き，結果として血糖が改善するということになります．

　安静や身体活動を伴わない食事制限により骨格筋量は容易に減少してしまい，このことは，全身的に糖を取り込む量が少なくなることにつながります．**運動は骨格筋の質的変化だけでなく，骨格筋量の維持・増大にも関与して血糖コントロールを改善させます**（図 7-2）．

❸エネルギー消費の増加に伴って脂肪が減量すれば，間接的にインスリン抵抗性が改善される

　運動によるエネルギー消費量の増加は脂肪減量に貢献でき，特に内臓脂肪の

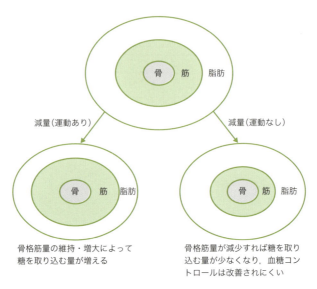

図 7-2　減量時に期待したい運動の効果

減少を期待できることが報告されています．脂肪を減量できれば脂肪細胞からのアディポカインとよばれる腫瘍壊死因子（TNF-α）や遊離脂肪酸などの分泌が減少し，また，アディポネクチンの分泌が増加することによってインスリン抵抗性が改善します．すなわち，**運動はインスリンシグナル伝達の邪魔をする脂肪細胞からの物質を調整できるので，間接的にインスリン抵抗性を改善させることができます．**

推奨文献

1) 糖尿病治療研究会（編）：新版糖尿病運動療法の手引き，医歯薬出版，2001〈分子生物学的な運動の効果がわかりやすく解説されています〉
2) 加賀英義，他：血糖降下のメカニズムとエビデンス．清野　裕，他（監）：糖尿病の理学療法．pp 82-91，メジカルビュー社，2015〈最新の運動による血糖降下のメカニズムがまとめられています〉

Q2 運動で血糖が高くなる人もいます．なぜですか？

A
1. 適切な血中インスリン濃度がないと，骨格筋での糖利用よりも肝臓での糖新生が上回り血糖は上昇する
2. 高強度の運動により，インスリン拮抗ホルモンの過剰な分泌が起こり血糖は上昇する
3. 心理的要因，外部環境により血糖上昇を招く

❶ 適切な血中インスリン濃度がないと，骨格筋での糖利用よりも肝臓での糖新生が上回り血糖は上昇する

　健常者では肝臓からの糖放出と末梢組織での糖利用が等しく，血糖値は食事や運動の影響を受けずに狭い範囲でコントロールされています(図7-3)．しかし，糖尿病患者では病態としてのインスリン分泌不全やインスリン抵抗性のために，①肝臓の糖放出の抑制不全，②食事由来のブドウ糖の肝糖取り込み低下，③末梢組織での糖取り込みの低下によって高血糖が生じます．運動中に適切な血中インスリン濃度がないと，骨格筋での糖利用よりも肝臓での糖新生が上回って血糖は上昇します．このため，インスリン分泌が低下している患者や高血糖をきたしている患者では，運動によって高血糖をきたす可能性があります．この理由から，**空腹時血糖値が 250 mg/dL 以上の血糖コントロール不良患者では，運動療法は勧められません**．

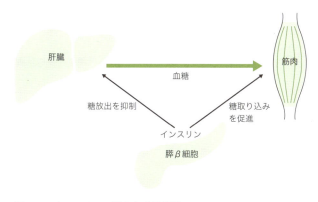

図7-3　インスリンの働きと血糖調節

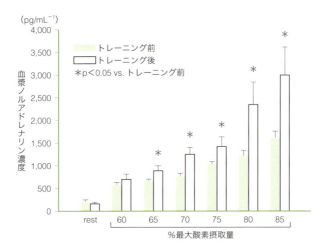

図7-4 運動による血漿ノルアドレナリン濃度の上昇
インスリン拮抗ホルモンの分泌は運動強度と相関して増加する．10週間のトレーニングによって最大酸素摂取量は上昇しているので，同じ%最大酸素摂取量でもトレーニング後のほうが絶対強度は高い．
(Greiwe JS, et al：Norepinephrine response to exercise at the same relative intensity before and after endurance exercise training. J Appl Physiol 86：531-535, 1999 より引用・改変)

❷高強度の運動により，インスリン拮抗ホルモンの過剰な分泌が起こり血糖は上昇する

　インスリン拮抗ホルモンにはグルカゴン，糖質コルチコイド，カテコラミン，成長ホルモンなどがあり，これらの過度の分泌は肝臓の糖放出の亢進，末梢組織でのインスリン抵抗性の増悪を介して血糖を上昇させます．インスリン拮抗ホルモンの分泌は運動強度と相関して増加し，嫌気性代謝閾値（AT）を超えると顕著になるといわれています（図7-4）．したがって，**高強度の運動では血糖が高くなる可能性があります**．

❸心理的要因，外部環境により血糖上昇を招く

　心理的ストレスや運動中の痛みは，インスリン拮抗ホルモンを増加させて血糖が高くなる可能性があります．また，30℃以上の高温下の運動でも交感神経系の活動が活発になり，血糖の上昇を招きます．

推奨文献

1) 糖尿病治療研究会(編):新版糖尿病運動療法の手引き.医歯薬出版,2001〈運動が与える身体への影響について,エビデンスをもとに解説されています〉
2) 荒木栄一(編):糖尿病患者の食事と運動―考え方と進め方.中山書店,2014〈薬物療法導入例の運動の進め方が詳しく解説されています〉

Q3 運動による低血糖を早期発見するコツと,対処方法を教えてください

A
❶患者が過去に低血糖を経験したときの症状を確認しておく
❷食事,運動,服薬の状況,運動前のバイタルサインをチェックする
❸低血糖に対する対処として,まずブドウ糖 5〜10 g を摂取させる

❶患者が過去に低血糖を経験したときの症状を確認しておく

低血糖の症状(図7-5)は,交感神経症状と中枢神経症状に分類されますが,実際には,そのときの血糖値と低血糖の症状は必ずしも一致しません.また,症状の出現の仕方も患者によってさまざまです.したがって,**あらかじめ過去に経験した低血糖の症状を患者に確認しておくことが重要です**.

一方で,頻回の低血糖を繰り返していると,70 mg/dL 以下になっても低血

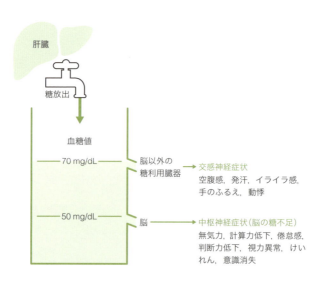

図 7-5 低血糖の症状
［井垣 誠:血糖だけが相手じゃない,糖尿病に対する運動療法.丸山仁司,他(編):考える理学療法,内部障害編.pp 358-372,文光堂,2008 より引用・改変］

表 7-1　低血糖になりやすい要因
1. 食事の間隔を空けすぎたとき
2. 食事の量が少なかったとき
3. アルコールを多量摂取したとき
4. いつもより運動量が多かったとき
5. インスリン注射や経口糖尿病薬の量を間違えたとき(過量)
6. インスリン注射や経口糖尿病薬を使用し始めたとき
7. インスリン注射をした直後に運動をしたとき
8. シックデイ(発熱や下痢,嘔吐の場合や食欲がなく食事ができない場合)のとき

糖の症状を自覚せず,さらに低下していきなり昏睡に至るケースもあります.これは無自覚性低血糖とよばれ,糖尿病神経障害に起因する場合だけでなく,低血糖を何度も繰り返すことによって大脳の感覚が鈍麻してしまうことが原因として考えられています.この状態は,交通事故など,重大なアクシデントを導く可能性があるために注意が必要です.

❷食事,運動,服薬の状況,運動前のバイタルサインをチェックする

健常者ではそのときの血糖値に反応してインスリン分泌が変化し,血糖値が下がればインスリン分泌も低下するので低血糖になることはありません.しかし,インスリン注射,スルホニル尿素薬,速効型インスリン分泌促進薬を使用している患者では,血糖値が低下しても血中インスリン濃度が高いままであれば低血糖を起こしてしまいます.

運動の際には,食事,運動,服薬の状況が普段と変わらないかどうかを確認します(表7-1).**運動の効果が持続し,運動後数時間から十数時間経過して起こる低血糖(運動後遅発性低血糖)もあるので,運動量が多かった当日だけでなく,翌日にも注意が必要です.** また,運動前,既に血圧や脈拍が普段よりも高めの場合は,低血糖による交感神経症状の可能性があります.

❸低血糖に対する対処として,まずブドウ糖 5〜10 g を摂取させる

低血糖に対する対処としては,まず5〜10 gのブドウ糖を摂取させることです(砂糖の場合は10〜20 g).αグルコシダーゼ阻害薬(小腸における糖質の消化・吸収を遅らせて,食後の過血糖を抑制する作用をもつ)を服用している人が低血糖をきたした場合,二糖類である砂糖では血糖の上昇が緩徐であること

から，単糖類のブドウ糖を摂取させます．ブドウ糖入りの清涼飲料水(150〜200 mL)でもかまいません．約15分以内に低血糖が改善しなければ，再投与を必要とします．

意識がもうろうとしている場合は飲食物を無理に口のなかには入れず，ただちに受診させます．患者が使用しているインスリン，経口糖尿病薬の種類を調べ，その薬物の効果がピークとなる時間帯や作用時間を把握しておくことが大切です．**低血糖は生命の危険につながるものであり，血糖値を上げることでとりあえず生命の保持が可能であることを忘れてはなりません．**

運動の際のインスリン注射部位については，四肢を避け腹壁にすることでインスリンの急激な吸収を防ぎ，低血糖を予防できるといわれています．また，簡易血糖測定器を用いて血糖自己測定(SMBG)が可能な患者では，1日の血糖変動を把握しておくことも低血糖の予防に有用です．

推奨文献

1) 井上　岳：薬物療法．清野　裕，他(監)：糖尿病の理学療法．pp 43-54，メジカルビュー社，2015〈最新の薬物療法や低血糖への対策が具体的に解説されています〉
2) 田村好史，他(編)：[特集] 血糖コントロール目標と低血糖．プラクティス31巻1号，2014〈低血糖の病態生理やその問題点について，詳しく解説されています〉
3) 清野弘明(編)：[特集] 高血糖・低血糖のメカニズムとコントロール．糖尿病ケア12巻11号，2015〈図解で血糖コントロールのメカニズムが解説されています〉

7 糖尿病に対する運動療法についてのQ & A

Q4 レジスタンス運動と有酸素運動,どちらを先に行えばよいですか?

A
❶低血糖を回避するためには,レジスタンス運動–有酸素運動の順番が適している
❷動脈の硬さを和らげるためにも,レジスタンス運動–有酸素運動の順番が適している

❶低血糖を回避するためには,レジスタンス運動–有酸素運動の順番が適している

以前より,先にレジスタンス運動をしておいたほうが,先に有酸素運動をするよりも脂肪燃焼が生じやすい(糖質燃焼が生じにくい)と考えられていました.その後,1型糖尿病患者を対象に有酸素運動とレジスタンス運動の順番を変えた場合の,運動中および運動後の血糖値の変化を検証した報告があります.

運動中の血糖値(図7-6a)について,どちらの方法でもレジスタンス運動中は低下せず,有酸素運動では低下しました.しかし,レジスタンス運動先行のほうが有酸素運動による血糖の低下が軽度でした.また,運動終了後60分間の血糖値は,有酸素運動先行のほうが高値となっています.

運動終了後,翌朝までの血糖値の変化(図7-6b)では,有酸素運動先行の場合は夜間(午前1時頃)に低下し,早朝(午前6時頃)には高くなる傾向にありました.一方,レジスタンス運動先行の場合は,緩やかに血糖値が低下していきました.すなわち,**レジスタンス運動–有酸素運動の順番のほうが血糖変動は少なく,低血糖を回避できる可能性があります.**

❷動脈の硬さを和らげるためにも,レジスタンス運動–有酸素運動の順番が適している

動脈の硬さ(動脈硬化)は動脈壁の構造(器質的因子)だけでなく,血管平滑筋の緊張状態(機能的因子)によっても変化し,動脈硬化の進展は心血管疾患の発症と関連することが知られています.そして,血管平滑筋の緊張状態は有酸素運動では和らぎ,レジスタンス運動では増加することが明らかにされています.さまざまなガイドラインで有酸素運動とレジスタンス運動の併用が推奨さ

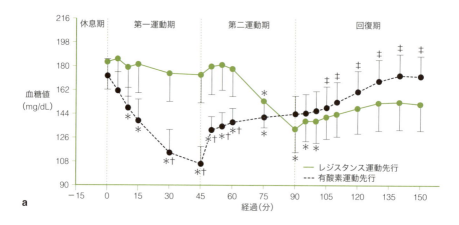

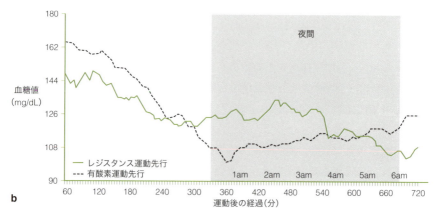

図7-6　レジスタンス運動および有酸素運動の実施順序の違いによる血糖値の変化
(Yardley JE, et al：Effects of performing resistance exercise before versus after aerobic exercise on glycemia in type 1 diabetes. Diabetes Care 35：669-675, 2012 より引用・改変)

れていますが，動脈の硬さを和らげる観点でも，レジスタンス運動–有酸素運動の順番が適しています(図7-7)．

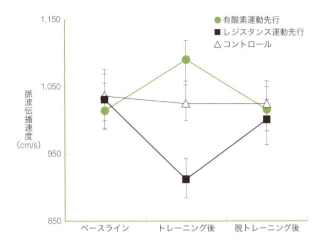

図7-7 レジスタンス運動および有酸素運動の実施順序の違いによる脈波伝播速度の変化
(Okamoto T, et al:Combined aerobic and resistance training and vascular function:effect of aerobic exercise before and after resistance training. J Appl Physiol 103:1655-1661, 2007 より引用・改変)

推奨文献

1) 荒木栄一(編):糖尿病患者の食事と運動—考え方と進め方. 中山書店, 2014〈糖尿病患者における運動療法のトピックスがまとめられています〉
2) 木村 穣:[特集] 動脈硬化と運動・身体活動—予防・改善のための取り組み. 臨床スポーツ医学28巻12号, 2011〈動脈硬化に対する運動の効果についてエビデンスがまとめられています〉

Q5 糖尿病合併症がある場合の運動の適否について教えてください

- ❶糖尿病網膜症がある場合，高強度運動，衝撃の強い運動，バルサルバ現象を伴う運動は避ける
- ❷顕性腎症期(第3期)以降は，運動負荷強度を下げる
- ❸糖尿病神経障害に起因する足病変，起立性低血圧，無痛性心筋虚血などに配慮して運動を行う

❶糖尿病網膜症がある場合，高強度運動，衝撃の強い運動，バルサルバ現象を伴う運動は避ける

単純網膜症がある場合は，高強度の運動でなければ通常の糖尿病の運動療法プログラムを行っても問題ありません．増殖前網膜症，増殖網膜症がある場合は，病態や光凝固療法などの治療について眼科医に確認し，運動の方法を検討する必要があります(表7-2)．**いずれにせよ，急激な血圧の上昇は，硝子体出血を引き起こす可能性があるので，強度が高い運動，衝撃の強い運動，バルサルバ現象(息をこらえて力む)を伴う運動は避けるべきです**．また，頭部が心臓より低い位置にある姿勢が長く続くと眼底への血流が増加する危険性があるため，このような姿勢の運動は好ましくありません．

表7-2 糖尿病網膜症における運動の適否

単純網膜症	強度の運動処方は行わない
増殖前網膜症	眼科的治療を受け安定した状態でのみ歩行程度の運動可
増殖網膜症	ADL能力維持のための運動処方と安全管理が必要 (眼底出血直後の急性期には安静を保つ)

いずれの病期もバルサルバ型運動(息をこらえて力む運動)は行わない
[日本糖尿病療養指導士認定機構(編著)：糖尿病療養指導ガイドブック2016，p65，メディカルレビュー社，2016より引用]

表 7-3 糖尿病腎症における運動の適否

病期	尿アルブミン値(mg/gCr)あるいは尿蛋白値(g/gCr)	GFR(eGFR)(mL/分/1.73 m²)	運動
第1期(腎症前期)	正常アルブミン尿(30未満)	30以上	原則として糖尿病の運動療法を行う
第2期(早期腎症期)	微量アルブミン尿(30〜299)	30以上	原則として糖尿病の運動療法を行う
第3期(顕性腎症期)	顕性アルブミン尿(300以上)あるいは持続性蛋白尿(0.5以上)	30以上	原則として運動可 ただし病態によりその程度を調節する 過激な運動は不可
第4期(腎不全期)	問わない	30未満	運動制限 散歩やラジオ体操は可 体力を維持する程度の運動は可
第5期(透析療法期)	透析療法中		原則として軽運動 過激な運動は不可

[日本糖尿病療養指導士認定機構(編著):日本糖尿病療養指導ガイドブック2015.メディカルレビュー社,2015より引用]

❷顕性腎症期(第3期)以降は,運動負荷強度を下げる

運動が糖尿病腎症の発症・進展に悪影響を与えるという証拠を示した報告はありません.しかし,腎症の病期が進展すれば,高血圧,貧血,浮腫,心不全などの腎機能の低下に伴う症状が出現してくるので,運動の内容を調整する必要があります(表7-3).**顕性腎症期(第3期)以降は,強度の高い運動は避けるべきです.**

また,腎症は糖尿病三大合併症のなかでも最後に発症するといわれています.したがって,他の合併症や心疾患が併存することが多いので,他のリスクと合わせて運動内容を考える必要があります.

❸糖尿病神経障害に起因する足病変,起立性低血圧,無痛性心筋虚血などに配慮して運動を行う

糖尿病神経障害の簡易診断基準や,自律神経障害などの検査を行います.表7-4に糖尿病神経障害の運動の適否を示します.既に,急性の足部の傷,炎症(感染),潰瘍などがある場合は,免荷での運動を行います.そして,荷重下での運動を始めるときは,インソールや靴型装具の作製を検討する必要があります.

表 7-4　糖尿病神経障害における運動の適否

知覚障害	触覚・痛覚・振動覚の低下	足の壊疽に注意 水泳，自転車の運動がよい
自律神経障害	起立性低血圧 心拍数の呼吸性変動の減少または消失	ADL 能力維持のための運動処方と安全管理が必要
運動障害	筋力低下 バランス障害 歩行障害	転倒予防に関する指導，対応が必要

[日本糖尿病療養指導士認定機構（編著）：日本糖尿病療養指導ガイドブック 2015，メディカルレビュー社，2015 より引用]

　自律神経障害のうち起立性低血圧は，しばしば運動の実施を妨げます．起き上がりや立ち上がりはゆっくりと行い，臥位，座位，立位でそれぞれ血圧を測定することが重要です．弾性ストッキングの着用も推奨されます．また，食後は内臓に血液が供給されるために血圧が低くなりやすく，運動の時間帯に注意が必要です．

　糖尿病患者の無痛性心筋虚血の頻度は，非糖尿病患者と比べて 3～4 倍高いといわれています．したがって，運動療法を開始する際には，運動負荷テストやホルター心電図で評価する必要があります．リスクがある場合には，心電図モニター装着下で運動を行います．

　筋力低下やバランス障害を来す場合もあり，転倒予防に関する指導も重要です．

推奨文献

1) 内山　靖，他（編）：今日の理学療法指針．医学書院，2015〈臨床判断の流れがフローチャートで示されています〉
2) 日本糖尿病療養指導士認定機構（編）：日本糖尿病療養指導ガイドブック 2015．メディカルレビュー社，2015〈糖尿病療養指導の基本が解説されています〉

Q6 まとまった運動の時間がとれない人の場合，どのような指導を行えばよいでしょうか？

❶ 身体活動＝運動＋生活活動を増やす
❷ non-exercise activity thermogenesis（NEAT）の増加が重要
❸ 細切れ運動でも血糖コントロールが期待できる．座位時間を減らすことも重要

❶ 身体活動＝運動＋生活活動を増やす

身体活動によるエネルギー消費は，計画的に実施された運動よりもそれ以外の生活活動によるものが大きいことが知られています．厚生労働省による「健康づくりのための運動指針2006～生活習慣病予防のために～〈エクササイズガイド2006〉」，「健康づくりのための身体活動基準2013」，「健康づくりのための身体活動指針（アクティブガイド）」では，運動ではなく，**身体活動＝運動＋生活活動（図7-8）を全般的に増やすこと**が強調されています．

❷ non-exercise activity thermogenesis（NEAT）の増加が重要

NEAT とは生活活動としてのエネルギー消費であり，姿勢の保持や家事，買い物，通勤などの移動，仕事，余暇活動など，低～中等度強度を中心にさまざ

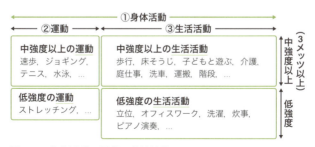

図7-8 身体活動・運動・生活活動
（運動所要量・運動指針の策定検討会：健康づくりのための運動指針2006～生活習慣病予防のために～〈エクササイズガイド2006〉，p 5, 厚生労働省より引用・改変）

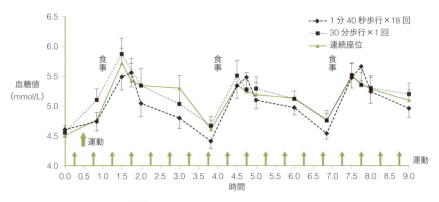

図7-9 細切れ運動でも血糖値は低下する

(Peddie MC, et al：Breaking prolonged sitting reduces postprandial glycemia in healthy, normal-weight adults：a randomized crossover trial. Am J Clin Nutr 98：358-366, 2013 より引用・改変)

まな活動が含まれます．具体的に NEAT を増やす方法としては，職場などでは積極的に階段を使う，別の階のトイレを使う，コピーやファックスは自分で行う，電車やバスでは座らない，駐車場を選ぶ際は遠くの場所にするなどが挙げられます．また，家庭では窓ふきや風呂掃除など家の掃除をこまめに行う，床ふきはモップを使わず雑巾がけをする，リモコンは遠くに置いておく，洗車は自分でする，立ったままテレビを観る，ティッシュペーパーやごみ箱など各部屋に置いてあるものは数を減らす，などが考えられます．

❸細切れ運動でも血糖コントロールが期待できる．
座位時間を減らすことも重要

健常者を対象に9時間のデスクワーク中，1日1回30分間の歩行をした場合と，30分ごとに1分40秒間の歩行をした場合とで血糖値とインスリン値の変化に違いがあるかどうかを調べた研究があります．その結果，30分ごとに1分40秒間の歩行をした場合では，1日1回30分間の歩行をした場合と比べて曲線下面積が血糖値では37％減少し（図7-9），インスリン値も18％減少していました．**すなわち，短時間の運動を繰り返す，いわゆる細切れ運動でも血糖降下作用があることがわかりました**．

また，1日のテレビ視聴時間が2時間増えると，2型糖尿病の発症リスクは

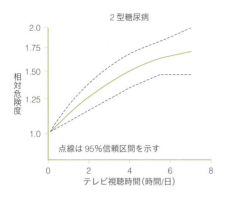
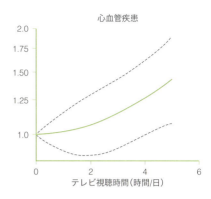

図7-10 テレビ視聴時間と2型糖尿病および心血管疾患の発症リスク
(Grøntved A, et al：Television viewing and risk of type 2 diabetes, cardiovascular disease, and all-cause mortality：a meta-analysis. JAMA 305：2448-2455, 2011 より引用・改変)

20％，致死性および非致死性の心疾患のリスクが15％，何らかの原因による早死にのリスクが13％，それぞれ高くなっていたという報告があります(図7-10)．したがって，テレビの視聴時間を有効に使えば，効果的な運動療法を取り入れることができると考えられます．

推奨文献

1) 井垣　誠：身体活動．大平雅美，他(編)：糖尿病の理学療法．pp 101-114，メジカルビュー社，2015〈NEATと血糖コントロールの関係を解説しています〉
2) 小熊祐子(編)：[特集] 糖尿病運動療法：運動指導成功のためのノウハウ．臨床スポーツ医学30巻10号，2013〈座位行動と糖尿病の関係が詳しく解説されています〉

> コラム

視覚障害者に対する運動指導の注意点を教えてください

大久保圭子

　近年，内部障害やがんのリハビリテーションの需要が高まるにつれ，視覚障害を合併する患者さんに対して，リハビリテーションを実施する機会が増加しています．

　臨床の場面では「あそこまで歩きましょう」，「そこに座りましょう」というような言葉を使うことが多いと思いますが，視覚障害をもつ方には，より具体的な適切な説明が必要となります．「あと5歩前に進みましょう」，「右斜め前のベッドに移動しましょう」，「後ろに椅子を置きました．椅子に座りましょう」など具体的な表現を用い，必要であれば，さらに触感覚を利用し，ベッドや椅子に触っていただきながら説明をすることも必要です．加えて時計の文字盤の方向で説明する方法もあります．

　視覚障害者の方は，声で相手の表情や感情を感じています．自分自身も電話などで相手の声に嫌な思いをした経験があるのと同じで，**声に自分の感情が表れていることにも注意が必要**です．この心構えは，視覚障害者だけではなく，すべての患者さんに対して必要なことです．説明の仕方や言い方で相手に不快な思いをさせることは，避けなければなりません．

　普段の生活で，私たちはテレビやインターネットなど視覚的情報が多いなかで生活していますが，ラジオに耳を傾けて，言葉のみで伝えることを学ぶのも1つの方法です．

　具体的に，歩行練習を行う際には，右腕をつかんでもらう方法，肩を貸す方法，手をつなぐ方法など，その患者さんにとって一番歩きやすい方法を，合併症も含めた個々の患者さんの病態像を把握したうえでみつけることも理学療法士として必要となります．階段昇降のときは，具体的に何段なのか，どれくらいの高さなのかを伝えることも必要です．初めての場所で指導する場合は，その場所の雰囲気，例えばどれくらいの広さなのか，そこにどれくらいの人がいるのかなどを伝えることも必要です．いずれの場合でも，**患者さんごとに最も適切な方法をみつけていくことが大切**です．

8

フレイルに対する
理学療法についてのQ＆A

高橋哲也

Q1 フレイルはサルコペニアや廃用症候群と何が違うのでしょうか？

A
1. フレイルは，健常から要介護状態に至る中間段階を意味している
2. サルコペニアは，進行性および全身性の骨格筋量・骨格筋力の低下を特徴とする症候群を指す
3. 廃用症候群は，特定の器官を長期間，動かさないでいることによって生じる身体機能の低下を指す

❶ フレイルは，健常から要介護状態に至る中間段階を意味している

　フレイル(frailty)は，「高齢期にさまざまな要因が関与して生じ，身体の多領域にわたる生理的予備力の低下によってストレスに対する脆弱性が増大し，重篤な健康問題(障害，施設入所，死亡など)を起こしやすい状態」，または「臨床的に障害をきたす閾値があると仮定すると，その閾値に近づき，あるいは超えて，予備能をもつ身体機能が複数低下している状態」とされています[1]．つまり，**健常から要介護状態に至る中間段階を意味しています**(図8-1)[2]．**また健常にもどる可能性を有していることもポイント**です．

　多くの理学療法士はこれまで，身体機能の低下を引き起こす疾患の発症(脳卒中，骨折，肺炎，廃用症候群など)を機に段階的に生活機能が低下し要支援・介護状態になる「疾患・障害モデル(図8-1a)」で対象者を捉えてきた歴史があります．一方，高齢化が進み超高齢社会となった現在では，加齢に伴い漸減的生活機能や予備能力が低下していく状態や，身体機能の低下につながる疾病に罹患しなくても徐々に身体機能が低下して，遂には要介護状態に至る**「フレイルモデル(図8-1b)」**で対象者を捉え，疾患発症前から身体機能の低下を防ぎ予備能力を維持しておく発想が重要になっています．

❷ サルコペニアは，進行性および全身性の骨格筋量・骨格筋力の低下を特徴とする症候群を指す

　サルコペニアは，1989年にRosenbergによって「加齢による筋肉量減少」として提唱され，その後，2010年にEuropean Working Group on Sarcopenia in

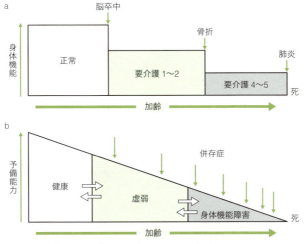

図 8-1 老化に至るプロセス（フレイルモデル）
a：疾患・障害モデル，b：フレイルモデル
（葛谷雅文：高齢者診療におけるサルコペニアと虚弱の考え方．Modern Physician 31：1288-1291，2011）

Older People（EWGSOP）によって，「身体的な機能の低下や生活の質の低下，および死などの有害な転帰のリスクを伴うものであり，進行性及び全身性の骨格筋量及び骨格筋力の低下を特徴とする症候群」と実用的定義がなされています[3]．診断基準も明確で，**筋肉量の低下を必須項目として，筋力（握力）の低下または身体機能（歩行速度）の低下のいずれかがある場合をサルコペニアとしています**．また，2014年にはAsian Working Group on Sarcopenia in Older People（AWGSOP）によって，よりアジア人に受け入れられやすい診断アルゴリズムが作られています（図8-2）[4]．

❸廃用症候群は，特定の器官を長期間，動かさないでいることによって生じる身体機能の低下を指す

廃用症候群とは，疾病の治療で動けなくなったり，高齢で動くことが困難になったり，避難所などの特殊な環境下で普段より動かない状況が続くなどして，**特定の器官を長期間，動かさないでいることによって生じる身体機能の低下**をいいます．国際疾病分類ICD-10にも「病名　廃用症候群，ICD-10コード M6259，病名変換用コード SK13」として収載されています．

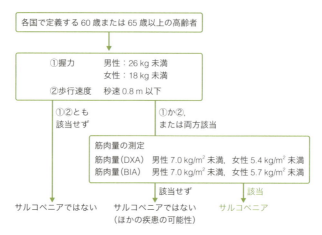

図 8-2　アジア人のためのサルコペニア診断基準
DXA：二重エネルギー X 線吸収測定法，BIA：生体電気インピーダンス法
[Arai H, et al：Growing research on sarcopenia in Asia. Geriatr Gerontol Int 14 (Suppl 1)：1-7, 2014]

　また東日本大震災以降は「生活不活発病」として認識されるようになりました．体力の低下に加え，廃用性筋萎縮や関節拘縮，褥瘡，血圧調節能力の低下による起立性低血圧，精神機能の荒廃，認知機能の低下などが指摘されています．

引用文献

1) Fried LP, et al：Untangling the concepts of disability, frailty, and comorbidity：implications for improved targeting and care. J Gerontol A Biol Sci Med Sci 59：255-263, 2004
2) 葛谷雅文：高齢者診療におけるサルコペニアと虚弱の考え方．Modern Physician 31：1288-1291, 2011
3) 厚生労働科学研究補助金（長寿科学総合研究事業）高齢者における加齢性筋肉減弱現象（サルコペニア）に関する予防対策確立のための包括的研究研究班：サルコペニア：定義と診断に関する欧州関連学会のコンセンサスの監訳と Q & A
http://www.jpn-geriat-soc.or.jp/info/topics/pdf/sarcopenia_EWGSOP_jpn-j-geriat2012.pdf
4) Arai H, et al：Growing research on sarcopenia in Asia. Geriatr Gerontol Int 14 (Suppl 1)：1-7, 2014

推奨文献

5) 荒井秀典（編）：［特集］サルコペニアとフレイル—臨床と研究の最前線．Geriatric Medicine（老年医学）52：319-417, 2014〈フレイル，サルコペニアの病因から新しい治療まで最新情報が提供されている〉
6) 島田裕之：サルコペニアと運動—エビデンスと実践．医歯薬出版，2014〈サルコペニアの対応策としての運動に焦点を当て，サルコペニアの予防や対処法についてまとめている．より実践的な本〉

Q2 フレイルの評価について教えてください．最も重要な評価は何でしょうか？

- ❶ フレイルの評価には，体重減少，易疲労性，活動性低下，歩行速度低下，筋力低下がある
- ❷ なかでも，通常歩行速度（普段歩く速さ）の評価が最も重要
- ❸ 身体面でのフレイルが強調されているが，高齢者によっては精神心理的要素や，社会的要素のフレイル評価も重要

❶ フレイルの評価には，体重減少，易疲労性，活動性低下，歩行速度低下，筋力低下がある

主なフレイルの評価には，Rockwoodらによる量的な方法である「Index法」と，Friedらによる質的な方法である「表現型（phenotypic）法」があります．「表現型法」と「Index法」の違いは，「表現型法」には障害や疾病の評価が含まれていないことにあります．より最近は，Edmonton Frail Scale（EFS）やFRAIL scaleなどの複合的要素で構成された評価法も紹介されていますが，最も広く使用されているのは，「表現型法」の **Cardiovascular Health Study (CHS) 基準＝Fried Index** です（表8-1）．

Friedらは，**weight loss（体重減少），poor endurance "exhaustion"（易疲労性），low activity（活動性低下），slowness（歩行速度低下），weakness（握力低下）の5つの要素で，フレイルを表現**することを提唱しています．そして，このうち，1〜2項目が当てはまれば「pre-frailty」，3項目以上当てはまれば「frailty」と定義しています．

❷ なかでも，通常歩行速度（普段歩く速さ）の評価が最も重要

Fried Indexには，体重減少，易疲労性，活動性低下，歩行速度低下，筋力低下の5つの要素がありますが，このなかでも，**歩行速度の低下が死亡率や主要疾患の罹患率と関係があることが知られています．**

図8-3の「虚弱のサイクル」をみても，歩行速度の低下が目立つようになると，能力の低下として認識され，自律性の低下につながっていくことがわかるように，**歩行速度を評価することは重要**と考えられています．

表 8-1 Cardiovascular Health Study (CHS) 基準―Fried Index

項目	定義			
体重減少	1 年間で体重が 4.5 kg 以上減少			
易疲労性	自己評価 ①先月ごろよりいつも以上に疲労感がある ②ここ 1 か月弱くなった			
活動性低下	生活活動量評価 (レクリエーションなどの活動量を評価)			
動作：歩行速度低下 15 feet (4.57 m)	女	≦身長 159 cm	7 秒以上	
		＞身長 159 cm	6 秒以上	
	男	≦身長 173 cm	7 秒以上	
		＞身長 173 cm	6 秒以上	
筋力(握力)低下	女	BMI≦23	≦17 kg	
		BMI 23.1〜26	≦17.3 kg	
		BMI 26.1〜29	≦18 kg	
		BMI＞29	≦21 kg	
	男	BMI≦24	≦29 kg	
		BMI 24.1〜26	≦30 kg	
		BMI 26.1〜28	≦30 kg	
		BMI＞28	≦32 kg	

　歩行速度の評価は，最高歩行速度でなく，**comfortable pace での歩行速度 (＝通常歩行速度，普段歩く速さ)を評価する**とされています．

❸身体面でのフレイルが強調されているが，高齢者によっては精神心理的要素や，社会的要素のフレイル評価も重要

　これまでフレイルの評価といえば，身体機能面の評価が強調されてきましたが，高齢者によっては**精神心理的要素や，社会的要素のフレイル評価も重要**とされています．精神心理的要素として，認知機能(記憶障害，認知症や軽度認知障害)や気分(抑うつ，抑うつ傾向，悲しみ，不安，緊張感，イライラ)，社会的要素として，ソーシャルサポート(社会的資源の利用状況や孤立など)を評価して，包括的にフレイルを評価することが重要です．

　日本では閉じこもり，転倒，低栄養の各領域を含む 25 項目の質問からなる「介護予防チェックリスト」(表 8-2)が開発され，フレイル指標としての妥当性が確認されています．

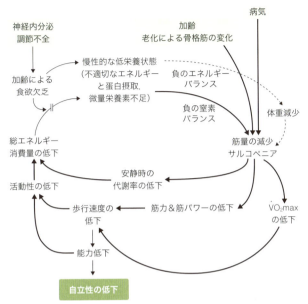

図 8-3　身体の虚弱化（frailty）—虚弱のサイクル
〔Fried LP, et al：Frailty and failure to thrive. In Hazzard WR, et al (eds)：Principles of Geriatric Medicine and Gerontology, 4th ed. pp 1387–1402, McGraw Hill, New York, 1998 より引用・改変〕

引用文献

1) Fried LP, et al：Frailty and failure to thrive. In Hazzard WR, et al (eds)：Principles of Geriatric Medicine and Gerontology, 4th ed. pp 1387-1402, McGraw Hill, New York, 1998

推奨文献

2) 葛谷雅文, 他（編）：フレイル—超高齢社会における最重要課題と予防戦略. 医歯薬出版, 2014
〈フレイルの概念・定義をはじめ, 栄養, 疾患, 社会的側面まで包括的に解説されています〉
3) 荒井秀典（編）：［特集］サルコペニアとフレイル—臨床と研究の最前線. Geriatric Medicine（老年医学）52：319-417, 2014〈フレイルの病因から最新治療法まで, 日本で活躍中の最前線の研究者によってまとめられています〉

表 8-2 介護予防チェックリスト（厚生労働省作成）

分類	No	質問項目	回答		得点
暮らしぶり その1	1	バスや電車で1人で外出していますか	0. はい	1. いいえ	
	2	日用品の買い物をしていますか	0. はい	1. いいえ	
	3	預貯金の出し入れをしていますか	0. はい	1. いいえ	
	4	友人の家を訪ねていますか	0. はい	1. いいえ	
	5	家族や友人の相談にのっていますか	0. はい	1. いいえ	
		No.1〜5 の合計			
運動器関係	6	階段を手すりや壁につたわらずに昇っていますか	0. はい	1. いいえ	
	7	椅子に座った状態から何もつかまらずに立ち上がっていますか	0. はい	1. いいえ	
	8	15分間位続けて歩いていますか	0. はい	1. いいえ	
	9	この1年間に転んだことがありますか	1. はい	0. いいえ	
	10	転倒に対する不安は大きいですか	1. はい	0. いいえ	
		No.6〜10 の合計			⇒ 3点以上
栄養・口腔機能などの関係	11	6か月間で2〜3kg以上の体重減少がありましたか	1. はい	0. いいえ	
	12	身長（　　cm）体重（　　kg）（＊BMI 18.5未満なら該当）＊BMI ［＝体重(kg)÷身長(m)÷身長(m)］	1. はい	0. いいえ	
		No.11〜12 の合計			⇒ 2点以上
	13	半年前に比べて固いものが食べにくくなりましたか	1. はい	0. いいえ	
	14	お茶や汁物などでむせることがありますか	1. はい	0. いいえ	
	15	口の渇きが気になりますか	1. はい	0. いいえ	
		No.13〜15 の合計			⇒ 2点以上
暮らしぶり その2	16	週に1回以上は外出していますか	0. はい	1. いいえ	
	17	昨年と比べて外出の回数が減っていますか	1. はい	0. いいえ	
	18	周りの人から「いつも同じことを聞く」などの物忘れがあるといわれますか	1. はい	0. いいえ	
	19	自分で電話番号を調べて，電話をかけることをしていますか	0. はい	1. いいえ	
	20	今日が何月何日かわからない時がありますか	1. はい	0. いいえ	
		No.18〜20 の合計			
		No.1〜20 までの合計			⇒ 10点以上
こころ	21	（ここ2週間）毎日の生活に充実感がない	1. はい	0. いいえ	
	22	（ここ2週間）これまで楽しんでやれていたことが楽しめなくなった	1. はい	0. いいえ	
	23	（ここ2週間）以前は楽にできていたことが今ではおっくうに感じられる	1. はい	0. いいえ	
	24	（ここ2週間）自分が役に立つ人間だと思えない	1. はい	0. いいえ	
	25	（ここ2週間）わけもなく疲れたような感じがする	1. はい	0. いいえ	
		No.21〜25 の合計			

チェック方法：回答欄のはい，いいえの前にある数字（0または1）を得点欄に記入してください．

基本チェックリストの結果の見方：基本チェックリストの結果が，下記に該当する場合，市町村が提供する介護予防事業を利用できる可能性があります．お住まいの市町村や地域包括支援センターにご相談ください．

- 項目6〜10の合計が3点以上
- 項目11〜12の合計が2点
- 項目13〜15の合計が2点以上
- 項目1〜20の合計が10点以上

Q3 身体的フレイル以外の精神心理的フレイル，社会的フレイルとは何ですか？

A
❶ 精神心理的フレイルとは，うつ，せん妄，不安，意欲の低下，認知症などの精神心理的な問題で重篤な健康問題を起こしやすい状態を指す
❷ 社会的フレイルとは，社会的活動への参加や社会的交流などに対する脆弱性が増加している状態で，重篤な健康問題を起こしやすい状態を指す

　高齢者にとって身体的フレイルは精神心理面，さらには社会面に密接にかかわっているので，同時に3つの側面を考慮して評価する（多次元的フレイルモデル）ことの重要性が指摘されています（図8-4）．

❶精神心理的フレイルとは，うつ，せん妄，不安，意欲の低下，認知症などの精神心理的な問題で重篤な健康問題を起こしやすい状態を指す

　高齢者は身体機能の低下だけでなく，うつ，せん妄，不安，意欲の低下，認知症などの精神心理的な問題で重篤な健康問題（障害，施設入所，死亡など）を起こしやすい状態であることに変わりなく，精神心理的フレイルもフレイルの重要な要素として認識されています．今では，精神心理的フレイルと身体的フレイルが強く関連していることから，一連の症候群としてその対策が検討されています．

❷社会的フレイルとは，社会的活動への参加や社会的交流などに対する脆弱性が増加している状態で，重篤な健康問題を起こしやすい状態を指す

　社会的フレイルとは「社会活動への参加や社会交流などに対する脆弱性が増加し，重篤な健康問題（障害，施設入所，死亡など）を起こしやすい状態」といえます．25項目からなるわが国独自の「基本チェックリスト（表8-2）」には，「暮らしぶり　その1」に「4. 友人の家を訪ねていますか」や「暮らしぶり　その2」に「16. 週に1回以上は外出していますか」，「17. 昨年と比べて外出の回数が減っていますか」というような閉じこもりや他者との交流を聴取する

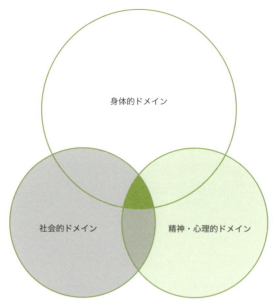

図 8-4　多次元的フレイルモデル

項目があります．他者との接触や交流が少ないことにより，心理的にも孤独感が募り，社会的なつながりが狭くなり，自宅に閉じこもるようになってしまいます．外出頻度が少ないことにより歩行機能や日常生活機能が低下し，認知機能の低下も認められるようになります．社会とのつながりが希薄なので，情報が少なく，ソーシャルサポートも受けにくくなり，時に孤独死につながることになります．

Q4 年をとればみんな弱くなります．フレイルでは何がいけないのでしょうか？

A
❶ フレイルは，高齢者の重篤な健康問題の可能性を予測している
❷ フレイルでは，軽症な疾患であっても後遺症が長引いてしまう
❸ フレイル虚弱者ほど心血管病有病率が高い

❶ フレイルは，高齢者の重篤な健康問題の可能性を予測している

2013年に6つの国際学会が，フレイルは，「多因子が関与する症候群で，生理機能の減退，体力，持久力の低下を基盤として，身体機能障害や死に対して脆弱性が増した状態」と定義しました[1]．また，前述したように，フレイルは，「高齢期にさまざまな要因が関与して生じ，身体の多領域にわたる生理的予備力の低下によってストレスに対する脆弱性が増大し，重篤な健康問題(障害，施設入所，死亡など)を起こしやすい状態」と定義されています．つまり，**高齢者の重篤な健康問題(有害事象発生)の可能性を予測している状態**ともいえます．

❷ フレイルでは，軽症な疾患であっても後遺症が長引いてしまう

フレイルのない方であれば，かぜや尿路感染症などを発症して寝込んだとしても，身体機能の低下は少なく，回復も早く，また寝込む前の身体機能に戻りますが，フレイルを有する高齢者では，かぜや尿路感染症などを発症して寝込んだとすると，顕著に身体機能は低下し，回復に時間はかかり，寝込む前の身体機能に戻ることはできません(図8-5)[2]．したがって，**フレイルでは，軽症な疾患であっても，その後遺症が長引くことが問題**です．高齢者を対象とした疫学調査では，**フレイルの有無で生命予後が異なる**ことが報告されています(図8-6)[3]．

確かに年をとれば，若いころよりも弱くなります．しかし，上記のフレイル評価によって判定される虚弱性をもつ高齢者は，けがをしたりかぜをひいたりしないように，より注意が必要ということになります．

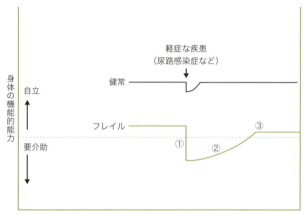

図 8-5　フレイル者と健常者の軽症な疾患による影響の違い
①機能的能力の低下は顕著で②回復に時間がかかり③元に戻ることができない
（Clegg A, et al：Frailty in elderly people. Lancet 381：752–762, 2013）

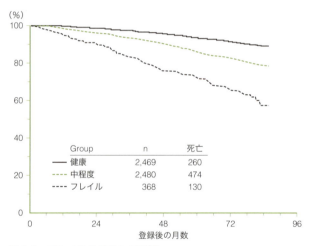

図 8-6　フレイルの予後への影響
（Fried LP, et al：Frailty in older adults：Evidence for a phenotype. J Gerontol A Biol Sci Med Sci 56：M146–M156, 2001）

❸フレイル虚弱者ほど心血管病有病率が高い

また，**フレイル虚弱者ほど心血管病有病率が高い**ことも知られています(図

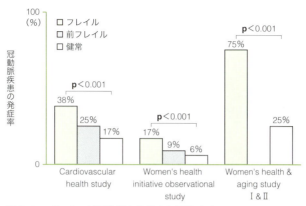

図 8-7 フレイルが冠動脈疾患発症に関与する
(Afilalo J : Role of Frailty in Patients With Cardiovascular Disease. Am J Cardiol 103 : 1616-1621, 2009)

8-7)[4]．身体機能が低下していて定期的な運動ができないため，冠危険因子が増加して冠動脈疾患の発症が多いのか，冠動脈疾患の発症を契機に運動しなくなり虚弱となるのかはわかりませんが，フレイルの克服は重要な課題と認識される所以です．

フレイルがあると，主たる疾患の治療後も，再発が多かったり生命予後が悪いという論文は枚挙にいとまがありません．慢性腎臓病を合併すると予後が悪いイメージがありますが，フレイルは慢性腎臓病の有無にかかわらず予後に影響することも知られています[5]．

引用文献

1) Morley JE, et al : Frailty consensus : a call to action. J Am Med Dir Assoc 14 : 392-397, 2013
2) Clegg A, et al : Frailty in elderly people. Lancet 381 : 752-762, 2013
3) Fried LP, et al : Frailty in older adults : Evidence for a phenotype. J Gerontol A Biol Sci Med Sci 56 : M146-M156, 2001
4) Afilalo J : Role of Frailty in Patients With Cardiovascular Disease. Am J Cardiol 103 : 1616-1621, 2009
5) Wilhelm-Leen ER, et al : Frailty and chronic kidney disease : the Third National Health and Nutrition Evaluation Survey. Am J Med 122 : 664-671, 2009

Q5 フレイルの対象者に対して理学療法士はどのようにアプローチすればよいのでしょうか?

A
❶体重減少,易疲労性,活動性低下,歩行速度低下,筋力低下の5つの要素の上流に介入する
❷レジスタンストレーニングで筋肉量減少と筋力低下を抑制・改善する
❸理学療法の知識を応用した包括的なプログラムを組み立てる

❶体重減少,易疲労性,活動性低下,歩行速度低下,筋力低下の5つの要素の上流に介入する

　フレイルは,高齢期にさまざまな要因が関与して生じ,身体の多領域にわたる生理的予備力の低下によってストレスに対する脆弱性が増大し,重篤な健康問題(障害,施設入所,死亡など)を起こしやすい状態です.その評価として重要なのが,**体重減少,易疲労性,活動性低下,歩行速度低下,筋力低下**の5つの要素であることを前述しました(表8-1).理学療法士は,この5つの要素について,いかにして5つの要素の上流に介入できるかを考え実践することが重要です(図8-8)[1].

❷レジスタンストレーニングで筋肉量減少と筋力低下を抑制・改善する

　特に,筋肉量減少と筋力低下を抑制し改善する方策を講ずることは理学療法士にとって重要です.その際に近年見直されているのが,レジスタンストレーニングです.**高齢者のレジスタンストレーニングでは,筋力や筋量の維持・改善に加えて,バランス機能や歩行機能,歩行速度,ADL能力や健康関連QOL改善を目的とします**.

　高齢者だからといって,低強度でいい加減にやっていたら,効果は限定的です.しかし,高齢者に対する高強度のレジスタンストレーニングは,関節や筋肉の損傷を加味すると実際には行いにくいものです.近年,高強度のトレーニングと同等の最大等尺性筋力や筋持久力への改善効果を得られるとして,低強度の負荷で運動速度をゆっくり行う(挙上や降下をそれぞれ4～6秒かけて行

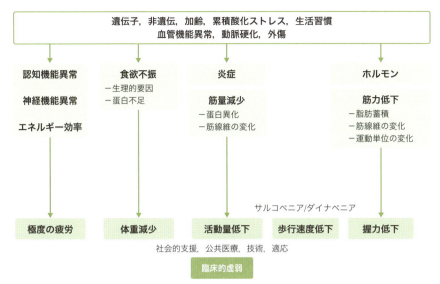

図 8-8 フレイルの構成要素と影響因子
(Strandberg TE, et al：Frailty in older people. European Geriatric Medicine 2：344-355, 2011)

う)スロートレーニングも注目されています．ゆっくりと動かすことで，筋内圧を維持し血流流入を阻害することで，筋は容易にアシドーシスになり，順応過程で筋肥大が起こりやくすくなるという理論です．一方で，高齢になるほど筋収縮の速い運動要素は低下していきます．また，ゆっくりした速度では，筋肉の動員も少ないのではないかという指摘もあります．そこで，速い筋収縮を意識したパワートレーニングを追加することが効果的である可能性が指摘されています[2,3]．筋パワー＝筋力×距離/時間ですので，軽い負荷で速い収縮を行うことが原則です．早く動かそうとすることで，上行性に中枢神経を刺激することもでき，神経機能の改善にもつながります．

よって，**錘を持ち上げるときには素早く挙げ，降ろすときにはゆっくり降ろす，パワー＋スロートレーニングを組み合わせて行うのもよい**といわれています．高齢者の場合は，特に抗重力筋のトレーニングと，動作に類似した複合関節が動く動作特異的なメニュー，例えばレッグプレスが効果的です(図 8-9)．

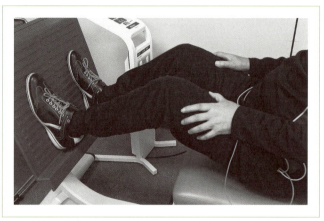

図 8-9　レッグプレス
下肢筋全体を使用し，下肢の抗重力筋を集中的にトレーニングできる．

❸理学療法の知識を応用した包括的なプログラムを組み立てる

　加齢や心臓疾患や呼吸器疾患などの慢性炎症疾患の合併により，蛋白同化ホルモンは減少し，IGF-1 の分泌を誘導するような筋への刺激も減少します．さらにはインスリン抵抗性が認められることなどにより，筋量の増加が容易には見込めない状況です．そのような状況であるからこそ，**運動療法を通じて，筋へ刺激を送り，インスリン抵抗性を改善し，炎症誘発サイトカインの発現を減少させたり，アンジオテンシンの発現を減少させる(交感神経系活性の抑制)効果を有する有酸素運動を効果的に行ったり，身体活動量が低下しないよう日常活動の管理についても気を配る必要があります**[4]．目的もなく，ただ足に錘を巻いて「10 回ずつやってください」というのは慎まなければなりません．

　また，歩行速度の低下が目立つようになると，能力の低下として認識されるようになり，自律性の低下につながっていくので，歩行速度を維持する試みは重要です．歩行速度にはさまざまな因子が関係します．筋力だけでなく，関節可動域を維持したり(図 8-10)，全身持久力を維持するなど，理学療法の知識を応用した包括的なプログラムが必要です．

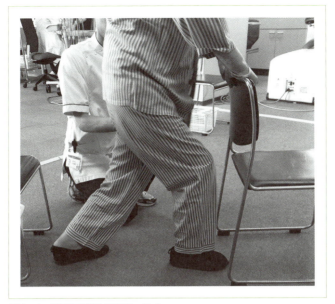

図 8-10 関節可動域の維持・拡大
歩幅の維持のため，股関節伸展や足関節背屈の可動域を維持する．

引用文献

1) Strandberg TE, et al：Frailty in older people. European Geriatric Medicine 2：344-355, 2011
2) American College of Sports Medicine：ACSM position stand. Progression models in resistance training for healthy adults. Med Sci Sports Exerc 41：687-708, 2009
3) Steib S, et al：Dose-response relationship of resistance training in older adults：a meta-analysis. Med Sci Sports Exerc 42：902-914, 2010
4) 高橋哲也, 他：内部障害患者に対する理学療法におけるレジスタンストレーニングのあり方. 理学療法 32：484-493, 2015

> コラム

抑うつ状態にある対象者への運動指導における注意点を教えてください

山本大誠

　抑うつ状態とは，さまざまな状況から生じるストレスを主な原因として，多岐にわたる症状を呈した状態をいいます．具体的には「イライラ」，「落ち込み」，「悲観」などの感情面，「微小妄想」，「制止」，「希死念慮」などの思考面に加え，「食欲不振」，「不眠」，「寡言」などの行動面，「不調感・倦怠感」，「自己感の低下」，「身体各部位の痛みや疲労」など身体面にも症状を呈します．

　理学療法の場面では，種々の疾患を原因として「これまで思いどおりに動いた自分の身体が期待したとおりに動かない」という違和感や絶望感，「病気が治ってこれまでどおり身体が動くようになるのか」という不安などから抑うつ状態を呈することがあります．抑うつ状態は，理学療法プログラムの進行を妨げる要因となり，対象者のリハビリテーションを遅らせることにもつながります．このように，**抑うつ状態は，病気を発症するまでに過去・現在・未来という時間軸のなかで構築した「自己」が，現在の身体の状態とは食い違うことで生じる**と捉えることができます．

　理学療法では，抑うつ状態にある対象者が身体と動きに気づく過程を通して，現在の「自己」を再構築していくことが重要となります．そのためには，**身体と動きに関して精度の高い評価を実施し，現在の身体の動きについて対象者へ十分な説明を行うこと，また，身体と動きへの関心を高めるように理学療法を実施することが大切**です．自己の身体への気づきを高めるためには，呼吸や心拍などの生理学的な身体の内的活動や固有感覚である内受容感覚を研ぎ澄ますことが重要になります．運動指導をする際には，理学療法士の指導のみではなく，対象者自身が動きの経験を表出することも，身体への気づきを高めるために有効となります．このような身体への気づきを通した対応は，理学療法プログラムの円滑な進行を促進するとともに，抑うつ状態にある対象者の精神症状と身体症状の改善のための有効な手段になると考えられます．

9

誤嚥・嚥下障害に対する理学療法についてのQ＆A

吉田　剛

Q1 誤嚥の種類と，対応する各予防法について教えてください

A

❶誤嚥の種類には，誤嚥のタイミングにより嚥下前・嚥下中・嚥下後誤嚥があり，誤嚥物による分類もある
❷嚥下前誤嚥への対応には，二相性食物を避け水分の粘度を上げる代償法と，奥舌挙上力を高めて早期咽頭侵入を防止する治療的対応がある
❸嚥下中誤嚥への対応には，声門閉鎖の強化や喉頭挙上量改善による喉頭蓋閉鎖の確実化がある
❹嚥下後誤嚥への対応には，前方への喉頭挙上による食道入口部開大の確実化と，咽頭収縮や舌根後退を強化し，嚥下圧を高める方法がある

❶誤嚥の種類には，誤嚥のタイミングにより嚥下前・嚥下中・嚥下後誤嚥があり，誤嚥物による分類もある

摂食嚥下のプロセスでは，食物を認知し(先行期)，口腔内に食塊を取り込み(準備期)，下顎と舌運動を用いて咀嚼して食塊を形成し，舌運動により食塊を移送し(口腔期)，嚥下のトリガーが引かれると喉頭前上方挙上と喉頭蓋閉鎖，食道入口部の開大，舌根後退，咽頭収縮などの一連の運動(咽頭期)が起こります．これらが食塊の移動に伴いタイミングよく生じることにより，誤嚥しないで嚥下することができます(図9-1)．

しかし，食塊が嚥下の準備ができる前に咽頭に侵入し(早期咽頭流入)，嚥下反応が間に合わずに誤嚥することがあり，これを嚥下前誤嚥とよびます．また，通常の嚥下反応が始まっているのにもかかわらず運動が不十分なために声門閉鎖や喉頭蓋閉鎖が不十分で嚥下の最中に誤嚥する場合を嚥下中誤嚥とよびます．さらに，嚥下の際に嚥下圧(舌根後退や咽頭収縮)が弱い場合や，喉頭の前上方挙上が不十分なために食道入口部の開大不全により一度の嚥下で十分に食塊を嚥下できずに，食塊が咽頭に残留し，あふれ出して気道侵入して誤嚥する嚥下後誤嚥があります(図9-2)．

また，どのような食塊で誤嚥が生じるかにより，唾液誤嚥，水分誤嚥，食物

9 誤嚥・嚥下障害に対する理学療法についてのQ&A

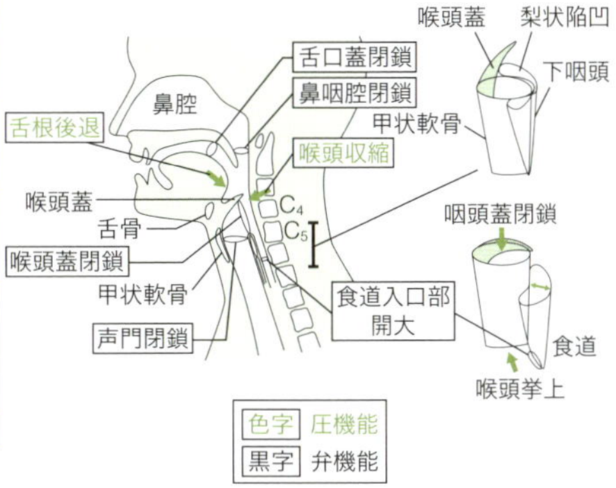

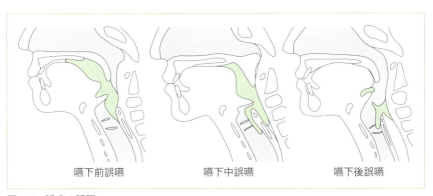

図9-1 摂食嚥下の各段階で必要な機能と運動要素

図9-2 誤嚥の種類

誤嚥と分類することもでき，唾液誤嚥は，経管栄養でも生じるため一番注意が必要です．

　液体嚥下と咀嚼嚥下では，嚥下のプロセスが異なり，液体嚥下では口腔内に取り込んだ際に早期咽頭流入しないように奥舌挙上して口腔内にとどめ，その後一気に咽頭に送り込み嚥下するのに対し，咀嚼嚥下では，舌および下顎運動により咀嚼運動を行いながら順次咽頭に送り込み，喉頭蓋谷で食塊を形成する **stage Ⅱ transport** とよばれる時期が存在するため，より誤嚥の危険性が高ま

表9-1 嚥下の主な問題の原因と対応

1. 早期咽頭流入＝奥舌挙上による舌口蓋閉鎖が不十分
   代償法：増粘剤などによる食塊のスピードコントロール ┐
   治療法：舌運動練習(奥舌挙上練習・舌口蓋閉鎖練習) ┘ 嚥下前誤嚥
2. 喉頭蓋閉鎖不全＝舌骨・喉頭の前上方挙上が不十分
   代償法：頸部前屈法，頸部回旋法，努力嚥下，息こらえ嚥下 ┐
   治療法：舌骨上筋群強化，頸部筋緊張調整，舌骨下筋群伸張， ├ 嚥下中誤嚥
         メンデルソン手技，裏声発声法 ┘
3. 食道入口部開大不全＝喉頭挙上が不十分，輪状咽頭筋弛緩不全
   代償法：一回摂取量調整，努力嚥下
   治療法：喉頭挙上運動，バルーン拡張法，輪状咽頭筋切離術
4. 嚥下圧不足＝舌根後退・咽頭収縮不足，舌口蓋・鼻咽腔閉鎖不全 ┐ 嚥下後誤嚥
   代償法：頸部前屈法，努力嚥下，口蓋床作製 │
   治療法：舌突出嚥下練習，吸啜運動，ブローイング ┘

ります．この際，特に液体と固体に分離しやすい味噌汁や果物のような二相性の食物は，分離した食塊の落下速度が異なるため，最も誤嚥しやすいのです．

❷嚥下前誤嚥への対応には，二相性食物を避け水分の粘度を上げる代償法と，奥舌挙上力を高めて早期咽頭侵入を防止する治療的対応がある(表9-1)

嚥下前誤嚥は，液体嚥下など食塊の粘性が低く，口腔内から咽頭への落下速度が速い場合に生じやすくなります．嚥下反応よりも先に誤嚥によるむせが生じることが観察できますが，**むせのない誤嚥(silent aspiration)**の場合は判別が困難です．味噌汁や果物のように液体と固体が混在している二相性食物を咀嚼嚥下する場合は，落下速度が異なる食塊であり，液体で誤嚥する危険が高まるため，摂取を控えるなどの対応が必要です．また，液体嚥下の場合には市販の増粘剤などを用いて食塊の粘性を上げ，嚥下反応が間に合うように調整する方法があります．

治療的な対応としては，奥舌挙上能力を強化して，**舌口蓋閉鎖の確実化**により早期咽頭流入を防止するようにトレーニングする方法があります．構音時の舌機能を利用したトレーニングとして「か・か・か…」と素早く反復するオーラルディアドコキネシスなどを奥舌挙上運動として用いる場合もあります(カ行は，奥舌挙上音といわれています)．また，食塊を舌陥凹上にとどめられるように，舌の形状を柔軟に変化させる運動も必要です．

❸ 嚥下中誤嚥への対応には，声門閉鎖の強化や喉頭挙上量改善による喉頭蓋閉鎖の確実化がある

嚥下中には，声門閉鎖と喉頭蓋閉鎖による気道防御が必要です．

代償法としては，姿勢効果として頸部前屈位による食塊流入ルートの後方誘導，代償的嚥下法として息こらえ嚥下法などがあります(表9-1)．

声門閉鎖の強化には，呼吸理学療法で用いられるプッシング・プリング練習などを行います．喉頭蓋閉鎖の確実化のためには，舌骨および喉頭が十分に前上方に挙上する必要があり，これを阻害する因子として，姿勢不良や呼吸パターン不良による頸部筋緊張不良，喉頭位置の不良，舌骨挙上筋の活動低下などが考えられます．そのため根本的な対策として，座位姿勢保持能力を高め，努力性呼吸状態から呼吸補助筋群の過活動を改善するように呼吸パターンを改善するなどの対応で頸部筋緊張を改善し，嚥下器官の可動性の改善や喉頭位置の適正化を図るようアプローチします．また，嚥下筋の強化として頭部挙上練習や開口練習，顎引き抵抗練習など舌骨上筋前方要素の筋力トレーニングを行うことで，十分な喉頭挙上が可能になるようにアプローチします．

❹ 嚥下後誤嚥への対応には，前方への喉頭挙上による食道入口部開大の確実化と，咽頭収縮や舌根後退を強化し，嚥下圧を高める方法がある

嚥下時に十分な舌根後退および咽頭収縮による嚥下圧産生と，食道入口部開大が生じないと咽頭残留が生じます．これが気道に流入して誤嚥するため，代償法としては複数回嚥下，努力嚥下を行います(表9-1)．トレーニング方法としては，食道入口部開大は喉頭前上方挙上によって得られるため，前項と同様に対処します．嚥下圧産生に関与する舌根後退および咽頭収縮については，舌前方位保持嚥下練習や舌圧測定器具を用いた舌筋力強化練習などを行います．

推奨文献

1) 藤島一郎：脳卒中の摂食・嚥下障害，第2版．医歯薬出版，1998〈時期別の誤嚥についてわかりやすく解説されています〉
2) 日本摂食嚥下リハビリテーション学会医療検討委員会：訓練法のまとめ(2014年版)．日摂食嚥下リハ会誌 18：55-89，2014 日本摂食嚥下リハビリテーション学会HP 資料・マニュアルページより〈日本の摂食嚥下リハビリテーションで行われるアプローチがまとめてあります〉

Q2 理学療法士にできる誤嚥・嚥下障害の評価方法を教えてください

A
- ❶ 観察評価として,誤嚥の徴候,口腔衛生状態,嚥下運動の低下などをみる
- ❷ スクリーニングテストには,反復唾液嚥下テスト(唾液),改訂版水飲みテスト(水分),食物テスト(食物)などがある
- ❸ 嚥下機能レベルの評価には摂食・嚥下障害の臨床的病態重症度分類,摂食レベルの評価には摂食・嚥下能力グレードがある
- ❹ 嚥下運動阻害因子の評価には,座位姿勢および頸部筋緊張,喉頭位置,喉頭挙上運動および舌骨上筋筋力,舌機能評価などがある

❶ 観察評価として,誤嚥の徴候,口腔衛生状態,嚥下運動の低下などをみる

　誤嚥の兆候として,むせによる咳や日頃の痰の絡み,食後の湿性嗄声,発熱などがあります(表9-2).むせのない誤嚥もあるため,ビデオ嚥下造影検査(VF)やビデオ嚥下内視鏡検査などで確認することができれば,より正確な評価ができます.ビデオ嚥下造影検査をもとに **Penetration-Aspiration Scale**(表9-3)で誤嚥の段階を評価することができます.また,口腔衛生状態の悪化は,誤嚥性肺炎の危険性を高める要素として重要であるため,口腔内の汚れや口臭の悪化,口腔乾燥などがないか観察します.

　嚥下運動の低下については,日頃の食事時間の延長,飲み込みにくいものが増え食材の選択が必要になったか,唾液嚥下時の喉頭挙上距離が1横指以下かどうか,会話のなかで呂律が回らない(舌運動低下)などの徴候がないかをチェックします.

❷ スクリーニングテストには,反復唾液嚥下テスト(唾液),改訂版水飲みテスト(水分),食物テスト(食物)などがある

　反復唾液嚥下テストは,30秒間に3回以上唾液嚥下できるかについて,喉

表 9-2 観察評価項目

1. 口腔内
   汚れ・口臭・乾燥→舌苔除去＋機能的口腔ケア
2. 舌，口唇，軟口蓋，歯の状態と構音機能（パタカラ）
3. 誤嚥の兆候
   むせによる咳，痰の絡み，食後湿性嗄声，発熱
4. 嚥下運動の観察
   嚥下前：奥舌挙上，中：喉頭閉鎖不全，嚥下後：咽頭残留
   嚥下時の喉頭運動タイミングと喉頭挙上範囲（1 横指）
   複数回嚥下の有無，嚥下所要時間，1 回摂取量の影響
5. 嚥下後の観察
   呼吸音，音声による評価（湿性嗄声，開鼻声）
6. 嚥下に影響を与える姿勢
   良肢位（臥位，ギャッチアップ座位，車椅子上）
7. 嚥下運動に影響を与える基本要素
   頸部可動域，舌骨上・下筋群の伸張性，舌骨上筋群筋力

表 9-3 誤嚥スケール（Penetration-Aspiration Scale）

1. 物質が気道に入らない
2. 気道に入り，声帯より上に貯留，気道から排出
3. 声帯より上に貯留し，気道から排出されない
4. 声帯に接触し，気道から排出される
5. 声帯に接触し，気道から排出されない
6. 声帯の下まで通過し，気道から排出される
7. 声帯の下まで通過し，気道から排出されない
8. 声帯の下まで通過し，排出努力がなされない

→ VF による確認が必要

頭挙上を検者の指で確認しながらテストを行います．**改訂版水飲みテスト（MWST）**は 3 mL の水，**食物テスト**は 4 g のプリンまたはゼリーを摂取させて，5 段階の同一基準（嚥下状況・呼吸状況）を用いて判定します（表 9-4）．

❸嚥下機能レベルの評価には摂食・嚥下障害の臨床病態重症度分類，摂食レベルの評価には摂食・嚥下能力グレードがある

摂食・嚥下障害の臨床病態重症度分類は，7 段階の順序尺度で構成され，重症度とともに対応方法も同時にわかるようになっています（表 9-5）．摂食・嚥下能力グレードは，実際の食事レベルから 10 段階に判定可能であり，しているレベルとの乖離をみて対応することができます（表 9-6）．

表 9-4 改訂版水飲みテストと食物テストの判定基準

1：嚥下なし，むせる and/or 呼吸切迫
2：嚥下あり，呼吸切迫 (silent aspiration)
3：嚥下あり，呼吸良好，むせる and/or 湿性嗄声 and/or 口腔内貯留中等度
4：嚥下あり，呼吸良好，むせない
5：4 に加え，追加嚥下運動が 30 秒以内に 2 回可能

注：改訂版水飲みテストは冷水 3 mL，食物テストはプリン or ゼリー 4 g を口腔前庭に入れて嚥下させ，可能な場合はさらに 2 試行追加し，最も悪い結果を評価する

表 9-5 摂食・嚥下障害の臨床的病態重症度分類

7：正常範囲	摂食・嚥下に問題なし．嚥下練習の必要なし．
6：軽度問題	若干の食物形態の工夫が必要．誤嚥なし．
5：口腔問題	準備期や口腔期に中等度から重度の障害があるもの． 咀嚼に対して食物形態の工夫が必要．誤嚥なし．
4：機会誤嚥	通常の摂食方法では誤嚥を認めるが，一口量の調節，姿勢効果，嚥下代償法などで，水の誤嚥も十分防止できるレベル． 適当な摂食・嚥下方法が適応されれば，医学的安定性は保たれる．
3：水分誤嚥	水の誤嚥を認め，誤嚥防止法の効果は不十分であるが食物形態効果は十分に認めるレベル．嚥下食が選択される． 適当な摂食・嚥下方法が適応されれば，医学的安定性は保たれる．
2：食物誤嚥	誤嚥を認め，食物形態効果が不十分なレベル． 水・栄養管理は経管栄養法が基本となる． 経管栄養法を行っている限り医学的安定性は保たれる． 間接的練習の適応．直接的練習は専門施設で施行．
1：唾液誤嚥	常に唾液も誤嚥しているレベル．持続的な経管栄養法を必要とするが，誤嚥のために医学的安定性を保つことが困難． 合併症のリスクが高く，直接的練習も施行が困難なレベル．

この他にも，**総合的評価法として Mann Assessment of Swallowing Ability (MASA)** があり，急性期脳卒中患者の嚥下障害重症度および誤嚥リスクの 24 項目(覚醒，協力，言語理解，呼吸・嚥下後呼吸数，失語症，失行症，構音障害，流涎，口唇閉鎖力，舌運動，舌筋力，舌協調性，食塊形成，咽頭反射，軟口蓋運動，食塊クリアランス，口腔移送，咳反射，随意的咳，発声，気管切開，咽頭相，咽頭反応)について，3～5 段階で評価し，総合点で評価します．また，12 項目 100 点に簡易化した改訂版や，頭頸部癌患者用に改変されたものも紹介されています．

表 9-6 摂食・嚥下グレード

Ⅰ	重　症	1	嚥下困難または不能（適応なし）
		2	基礎的嚥下練習のみ適応あり
		3	条件により誤嚥減少, 摂食練習可能
Ⅱ	中等度	4	楽しみとしての摂食は可能
		5	一部（1～2 食）経口摂取
		6	3 食経口摂取＋補助栄養
Ⅲ	軽　症	7	嚥下食で 3 食とも経口摂取
		8	特別に嚥下しにくいもの以外 3 食常食
		9	常食の経口摂取可能（観察と指導下）
Ⅳ	正　常	10	正常な摂食・嚥下能力

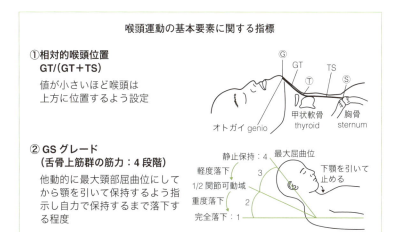

図 9-3　相対的喉頭位置と GS グレード
(吉田　剛, 他：喉頭位置と舌骨上筋群の筋力に関する臨床的評価指標の開発およびその信頼性と有用性. 日摂食嚥下リハ会誌 7：143-150, 2003)

❹嚥下運動阻害因子の評価には, 座位姿勢および頸部筋緊張, 喉頭位置, 喉頭挙上運動および舌骨上筋筋力, 舌機能評価などがある

嚥下運動しやすい条件として, 座位姿勢が安定し, 努力性の姿勢保持や努力性呼吸の影響による頸部筋緊張の亢進が挙げられます. そのため評価項目として, 嚥下筋に影響を与える姿勢ではないか, 頸部筋の筋緊張が高いことによる**頸部可動域の制限**がみられるかを評価します. また, 喉頭挙上運動の運動開始位置として喉頭位置が低い場合や高い場合は, 喉頭蓋閉鎖にかかる時間の延長や喉頭蓋閉鎖不全が生じるため, 筆者が開発した**相対的喉頭位置**を用いて評価します(図 9-3)[1]. さらに, 舌骨および喉頭を徒手的に動かした際の可動性や抵

抗感から，四方から引き合って平衡を保っている舌骨上・下筋群の筋緊張を確認しながら，唾液嚥下時の喉頭挙上運動を行い，前方および上方移動距離に不十分さがあるか評価します．嚥下筋である舌骨上筋群の筋力評価として，筆者の開発した **GS グレード**(図 9-3)[1]や開口筋力を測定します．嚥下に大きな影響をもつ**舌機能の評価**として，筋力面は舌圧測定器による舌圧評価，スピードや協調性についてはオーラルディアドコキネシスや舌音(タ・カ・ラなど)の構音評価，ひも付きボタンの左右移動回数などを評価します．

引用文献
1) 吉田 剛，他：喉頭位置と舌骨上筋群の筋力に関する臨床的評価指標の開発およびその信頼性と有用性．日摂食嚥下リハ会誌 7：143-150，2003

推奨文献
2) 内山 靖(編)：エビデンスに基づく理学療法，第 2 版．pp 415-429，医歯薬出版，2015〈最新の情報に基づきエビデンスを紹介しています〉
3) 森山英樹(編)：15 レクチャーシリーズ 理学療法テキスト 理学療法評価学Ⅱ，pp 75-86，中山書店，2013〈初学者向けに理学療法士としての嚥下障害に関する評価が網羅されています〉

Q3 理学療法士にできる嚥下障害に対する運動療法と，その適応を教えてください

❶嚥下運動しやすい準備を整えること(全身的アプローチ)から始める

❷次に，嚥下筋に対するトレーニング(局所的アプローチ)を行う

❸生命にかかわる問題であるため，嚥下に問題がある場合，または口腔・嚥下機能の低下が予測される場合はすべて運動療法の適応となる

❶嚥下運動しやすい準備を整えること(全身的アプローチ)から始める
(図9-4, 5)

主要な嚥下筋は前頸部にあり，姿勢保持筋や呼吸補助筋などの筋緊張の影響を受けやすいため，まず**全身姿勢アライメントを整え，下顎-舌骨-肩甲骨の関係性と抗重力伸展筋群の筋緊張を適正化**します．不良姿勢の持続により，頸部筋緊張の異常性が高まるため，姿勢修正の前に頸部可動域改善運動を行い可動性の改善を図ります．

また，既に誤嚥して呼吸状態が不良の場合には，排痰手技を用いて痰を除去し，ハッフィングや随意的咳などを指導して自己排痰力を高めます．このような状態では，胸郭拡張性が低下し，呼吸補助筋群に高筋緊張が生じることで嚥下筋の活動を制限すると同時に呼吸と嚥下のタイミングがずれやすくなるため，**呼吸理学療法手技を用いて胸郭拡張性の改善と呼吸パターンの改善を図る**ことで嚥下-呼吸連関の問題も解決しておきます．

❷次に，嚥下筋に対するトレーニング(局所的アプローチ)を行う
(図9-4, 6)

嚥下筋の伸張性を改善し，喉頭位置を適正化するために，嚥下筋群のストレッチングを行い，舌骨・喉頭のモビライゼーションを行います．特に，喉頭が下制している場合には舌骨下筋群(肩甲舌骨筋，甲状舌骨筋，胸骨舌骨筋など)を，喉頭が上方偏位している場合には舌骨上筋群(オトガイ舌骨筋，顎二腹

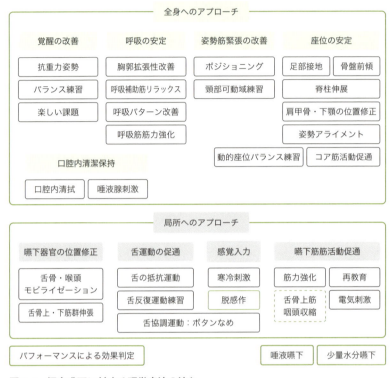

図9-4 摂食嚥下に対する理学療法の流れ

筋,茎突舌骨筋,顎舌骨筋)に対してアプローチします(図9-7).

　喉頭挙上筋である舌骨上筋群の前方要素に対しては,頭部挙上練習や開口練習,顎引き抵抗練習などを行い,**筋力強化**を行います.**舌運動**に対しては,舌圧子などを用いた各方向への抵抗運動,舌圧測定器のプローブを用いた舌口蓋閉鎖運動,プローブ引き抜き抵抗運動などを行い筋力強化するだけでなく,舌の協調性を高めるためにひも付きボタンを口腔内で移動させる運動,タ,カ,ラなどの舌音の構音および反復発声練習などを行います.**咽頭収縮**については,舌前方位保持嚥下練習などを行い強化します.

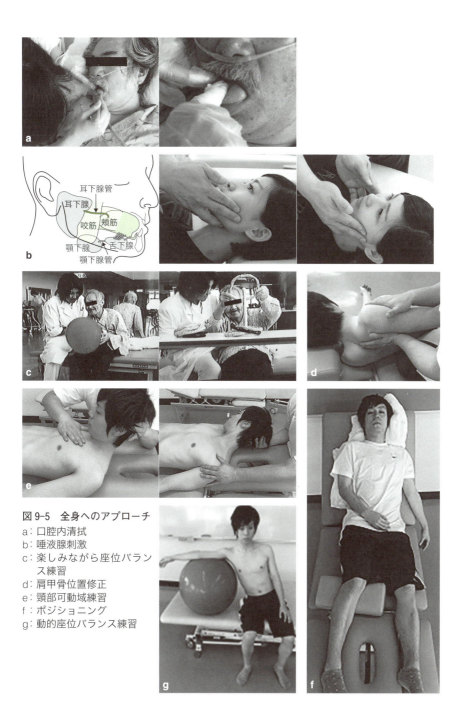

図 9-5 全身へのアプローチ
a：口腔内清拭
b：唾液腺刺激
c：楽しみながら座位バランス練習
d：肩甲骨位置修正
e：頸部可動域練習
f：ポジショニング
g：動的座位バランス練習

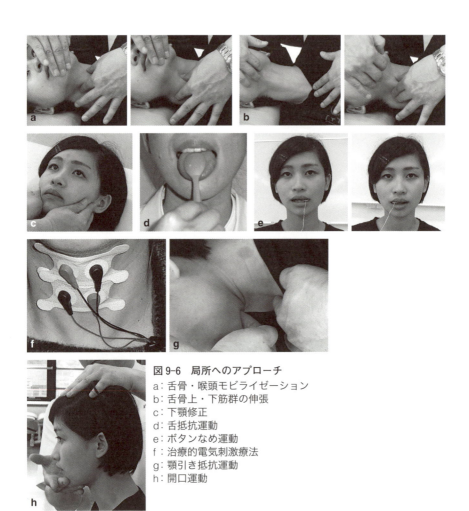

図9-6 局所へのアプローチ
a：舌骨・喉頭モビライゼーション
b：舌骨上・下筋群の伸張
c：下顎修正
d：舌抵抗運動
e：ボタンなめ運動
f：治療的電気刺激療法
g：顎引き抵抗運動
h：開口運動

❸生命にかかわる問題であるため，嚥下に問題がある場合，または口腔・嚥下機能の低下が予測される場合はすべて運動療法の適応となる──
　疾患などで嚥下反射不全，嚥下筋機能不全，口腔咽頭の感覚障害，意識障害や高次神経障害，食塊通過ルートの障害などが原因で摂食嚥下機能に障害が生じている者すべてが運動療法の適応です．意識レベルが低い場合は，食物を用いた直接的アプローチは禁忌となりますが，唾液誤嚥を防止するための間接的

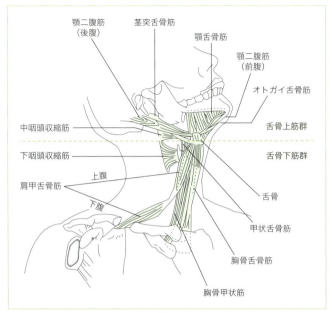
図9-7 舌骨上・下筋群の位置関係

アプローチについてはリスクマネジメントを徹底した状態で行います．経管栄養者でも，楽しみレベルの摂食の可能性の探究や唾液誤嚥防止のために適応となります．嚥下食が安全に食べられている状態でも，さらなるQOL向上のため普通食に近づく食物形態へのチャレンジとして適応になります．

在宅復帰，または施設入所してからも摂食嚥下機能は変動するため，定期的に現状の嚥下機能と摂食レベルが適合しているかチェックし，早期に適応を判断して適切な対応を行う必要があります．また，現在は問題がなくても，加齢などにより口腔機能低下や嚥下機能低下が見込まれる場合の予防的対応についても適応となります．

推奨文献

1) 図解運動療法ガイドブック，文光堂，2016〈嚥下障害に対する運動療法を網羅的にまとめてあります〉
2) 内山　靖（編）：エビデンスに基づく理学療法　第2版，pp 415-429，医歯薬出版，2015〈最新の情報に基づきエビデンスを紹介しています〉

Q4 嚥下トレーニングは何回，どのくらいの期間行えば効果がありますか？

A
❶嚥下トレーニングの効果は，病態や障害の時期，栄養状態によって左右される
❷嚥下筋に対するトレーニング効果は，通常の筋力強化と同じように考えることができる
❸定量化しやすいトレーニングの一部では，効果が出る回数や期間が報告されているが，個別性が高いため明快な基準が不足している

❶嚥下トレーニングの効果は，病態や障害の時期，栄養状態によって左右される

脳卒中の場合，急性期の約半数に何らかの嚥下障害が出現しますが，1か月後に嚥下障害が消失するケースが多いです．また，進行性疾患では，病態の進行とともにトレーニングしていても機能が低下する場合もあります．また，**嚥下筋にサルコペニアが生じている場合や，全身状態として低栄養状態にある場合は，トレーニングしても嚥下筋の筋力が改善せず逆に萎縮が進行する場合もあるため，注意が必要**です．

❷嚥下筋に対するトレーニング効果は，通常の筋力強化と同じように考えることができる

嚥下筋は小さい筋が多く，連鎖し合っていることや，素早い動きが必要なこと，筋持久力も必要なことが特徴として考えられます．最近の嚥下リハビリテーションでは，四肢筋と同様に過負荷の原則，特異性の原則なども考慮して筋に対するトレーニングを行っており，徐々に定量的なトレーニングも導入され始めています．

❸定量化しやすいトレーニングの一部では，効果が出る回数や期間が報告されているが，個別性が高いため明快な基準が不足している

食道入口部開大練習として，**シャキア法**では，食道入口部開大のため，顎を

引いて頭部挙上練習30回,頭部挙上位保持1分間×3回を1セットとして1日3回6週間で効果があるとされています[1].

舌筋強化練習では,舌圧測定器具を使用し,最大舌圧で8週間の介入で効果があります[2].

咽頭収縮力強化練習としての舌前方保持嚥下練習では,挺出した舌を上下切歯で軽く保持したまま空嚥下します.1セッションは6～8回で,1日3セッション,徐々に挺舌位を強めながら6～12週間行います[3].

開口運動練習では,体幹が安定した座位または臥位姿勢で開口運動を行います.最大限に開口を命じて舌骨上筋群が強く収縮していることを意識しながら,その状態を10秒間保持させて10秒間休憩します.これを5回で1セットとして1日2セット行います.嚥下障害患者に対して4週間の介入を行い,舌骨上方挙上量,食塊の咽頭通過時間,食道入口部開大量が改善したとの報告があります[4].

その他にも,**嚥下運動阻害因子**への対応では,1回20分間×2週間でも改善したという報告もあります[5]が,**嚥下機能に対する効果だけでなく,実際の摂食状況を改善できたかどうか,それによって生活が変化しQOLが改善したのかといったことを帰結評価とした嚥下トレーニングの効果判定が,今後行われるべき**であると考えます.

引用文献

1) Shaker R, et al:Augmentation of deglutitive upper esophageal sphincter opening in the elderly by exercise. Am J Physiol 272:G1518-1522, 1997
2) Robbins J, et al:The effects of lingual exercise in stroke patients with dysphagia. Arch Phys Med Rehabil 88:150-158, 2007
3) Fujiu M, et al:Effect of a tongue-holding maneuver on posterior pharyngeal wall movement during deglutition. Am J Speech Lang Pathol 5:23-30, 1996
4) Wada S, et al:Jaw opening exercise for insufficient opening of upper esophageal sphincter. Arch Phys Med Rehabil 93:1995-1999, 2012
5) 吉田 剛,他:脳血管障害による摂食・嚥下障害の評価と理学療法,PTジャーナル 38:259-268, 2004〈脳卒中による嚥下障害に対する理学療法のデータが掲載されています〉

推奨文献

6) 内山 靖(編):エビデンスに基づく理学療法 第2版.pp415-429,医歯薬出版,2015〈最新の情報に基づきエビデンスを紹介しています〉
7) 日本摂食嚥下リハビリテーション学会医療検討委員会:訓練法のまとめ(2014年版).日本摂食嚥下リハビリテーション学会HP資料・マニュアルページより〈日本の摂食嚥下リハビリテーションで行われるアプローチをまとめてあります〉

Q5 嚥下トレーニングを行う前や行っている最中に注意すべきことは何ですか？ 発生しやすい事故についても教えてください

A
1. 事前には，口腔内の衛生状態，全身の栄養状態，意識レベルの変動と姿勢，呼吸状態などのチェックが必要
2. トレーニング中は，誤嚥，血圧上昇，甲状腺への刺激，顎関節痛，負荷量などに注意が必要
3. 発生しやすい事故には，誤嚥や嘔吐，胃食道逆流，窒息などがある

❶ 事前には，口腔内の衛生状態，全身の栄養状態，意識レベルの変動と姿勢，呼吸状態などのチェックが必要

嚥下トレーニングを安全に行い，効果を上げるためには，口腔内不衛生による誤嚥性肺炎のリスク，全身栄養状態不良による筋萎縮進行のリスク，意識レベル変動や姿勢および呼吸状態不良による誤嚥リスクについて，事前にチェックが必要です．特に，誤嚥性肺炎の起因菌は，口腔内の特に舌上や歯に付着しやすく，口腔乾燥状態ではその繁殖を促進してしまいます．口腔が清潔状態にない場合は，唾液などにも菌が混入した状態で誤嚥する可能性があるため，誤嚥性肺炎発症の危険があります．専門的な口腔ケアなどを行い，口腔内の不衛生状態を解消してからトレーニングを行うことが必要です．

❷ トレーニング中は，誤嚥，血圧上昇，甲状腺への刺激，顎関節痛，負荷量などに注意が必要

食物や水分を使った直接的アプローチを行っていなくても唾液を誤嚥する場合があるので，誤嚥した際に吸引などの適切な対応ができるように準備が必要です．努力性嚥下や息こらえ嚥下などで血圧上昇することによる脳血管障害再発リスクへの配慮や，喉頭に対する徒手的な可動域練習の際に甲状腺に対する強い刺激を与えないように注意が必要です．また，開口練習などの際に顎関節症などを有する場合は痛みが出現することがあるので注意が必要です．

持続的な炎症状態による全身消耗状態や進行性の神経筋疾患などでは，過負

荷を与えることでさらに炎症状態が悪化し，筋萎縮が進行する場合があるため，栄養状態を含む全身状態を見極めて，その適応を判断する必要があります．

❸発生しやすい事故には，誤嚥や嘔吐，胃食道逆流，窒息などがある

前述した誤嚥が生じるだけでなく，口腔内の刺激などにより嘔吐反射が出現する場合や，胃食道逆流が生じる場合があり，嘔吐物や逆流物を誤嚥すると胃酸が含まれていることから重篤な肺炎を引き起こすことがあるため注意が必要です．また，舌根沈下や大きな食塊の嚥下時に窒息する場合もあるため，注意深く観察し，事故時に対応が遅れないよう吸引器や舌根沈下時の対応法の習得などの準備が必要です．

推奨文献

1) 藤島一郎(監)，聖隷嚥下チーム(著)：嚥下障害ポケットマニュアル，第3版．pp 83-94，医歯薬出版，2011〈嚥下障害にかかわる際のリスクマネジメントについて初学者向けにまとめられています〉

Q6 誤嚥性肺炎予防のための指導は，どのようにしたらよいですか？

A
❶対象者自身が行うことができる嚥下機能低下のスクリーニング方法を指導する
❷誤嚥の状態について日常生活の様子から判断する方法を指導する
❸状態別の対応方法を指導する

❶対象者自身が行うことができる嚥下機能低下のスクリーニング方法を指導する

まず，誰でもできるスクリーニング検査として，反復唾液嚥下テストと唾液嚥下時の喉頭運動の大きさについて，対象者自身が確認できるように指導します．反復唾液嚥下テストでは，対象者に自分の喉頭を触診させ，自分の指を上縁に置き，その状態でなるべく早く唾液を嚥下させて，30秒間における回数を数えさせます．2回以下の場合は，嚥下障害が疑われることを教え，今後継時的に回数が低下しないか年に数回確認するように指導します．

また，その際に喉頭の触診と唾液嚥下を行ったときの喉頭挙上量が指1本分きちんと乗り越える程度であったかどうかを確認させ，不十分である場合には，嚥下運動が弱いことを伝え，嚥下トレーニングの指導対象とします．

❷誤嚥の状態について日常生活の様子から判断する方法を指導する

嚥下障害者の日常生活の様子を3つの側面（誤嚥のサイン，口腔衛生状態の低下，嚥下運動低下）からチェックさせ，今後の誤嚥に対するチェック能力を高め，誤嚥性肺炎にならないように予防するための教育を行います(表9-7)．

❸状態別の対応方法を指導する

日頃痰が絡みやすい，食後に湿性嗄声になる，よく微熱が出るなどの症状があれば，既に嚥下物が声門上に侵入しているか唾液を誤嚥している疑いがあり，誤嚥性肺炎の危険が高い状態と考えられるため，まずは痰の除去として，ハッフィングや随意的咳(咳払い練習)の指導を行います(図9-8)．

表 9-7 口腔・嚥下機能低下のチェック

誤嚥のサイン	日頃痰が絡みやすい，よく微熱が出る
	お茶や食事でむせる，食後にガラガラ声になる
口腔衛生状態の低下	口が乾く
	口臭が気になる
嚥下運動低下	食事に時間がかかる，ろれつが回りにくい，食べにくいものが増えた
	飲み込みにくい，のどがつまりやすい，1回で飲み込めない

ハッフィング
ゆっくり息を吸った後，短く強く声を出さずに「ハッ，ハッ，ハッ」と数回息を吐くことを繰り返します→絡んだ痰が出やすくなります

咳払い練習
お辞儀をして胸を手で絞めながら，喉の奥を絞るように力を入れて咳払いをします

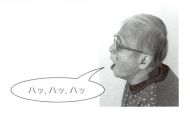
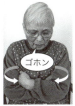
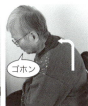

熱が続く場合には，誤嚥性肺炎かもしれません
きちんと病院に行きましょう

図 9-8　既に誤嚥している方への対応

口腔ケア
①入れ歯は，必ずブラシでこすってきれいにする
②舌の表面が汚れていたら，舌ブラシで軽くこする
③お茶などで口の中を時間をかけてゆすぐ

唾液腺マッサージ
唾液腺はもみあげの下とえらの内側にあるので手でマッサージして唾液を分泌させる

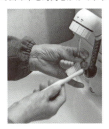
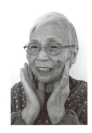

図 9-9　口腔乾燥している方への対応

チェック
①入れ歯は合っていますか？：
歯科医に相談しましょう
②オーラルディアドコ：
パ・タ・カを1音ずつ繰り返し速く発音できますか？
→75歳以上では通常5回/秒，下限3回/秒
＊スマホアプリ「桐生市歯科医師会：くちけん」で計測可

対処法
①歯にくっつきにくいガムを噛んで鍛える（例：ロッテ フリーゾーンガム®）
②舌運動練習（右図）

筋力強化

市販の舌運動器具ペコぱんだ®（ジェイ・エム・エス社 800円）．舌で突起を押しつぶす

舌協調運動練習

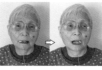

ボタンなめ練習：紐のついたボタンを左右に舌で動かす

舌反復運動練習

オーラルディアドコキネシス

図9-10 口腔機能低下への対応

頸部可動域練習

頸部運動：ゆっくり大きく首を回す

肩甲骨体操

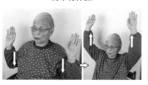

体の横で背筋を伸ばしてバンザイした手を下げる

舌骨上筋強化

開口運動
大きく口を開ける（10回）

顎引き抵抗運動
顎を強く引き自分の指で邪魔をする（5回）

咽頭収縮筋強化

舌前方位保持嚥下
舌を上下の歯で軽くはさみ唾液を飲む（5回）

図9-11 嚥下機能低下への対応

　また，口腔乾燥や口臭が気になる場合には，口腔内が不衛生になっている可能性が高いため，食前の口腔ケアの指導と唾液腺刺激による唾液分泌促進による口腔内細菌叢の正常化を図るように指導します（図9-9）．

　食事時間の延長，言語明瞭度の低下，食形態の工夫や選択が必要になってきたなどの症状がみられる場合には，口腔機能低下が推測できるため，ガムをかむなどの咀嚼力強化練習，舌機能練習として，舌圧測定器のプローブなどを用いた舌筋筋力強化練習，口腔内でひも付きのボタン移動を用いた舌協調運動練習，舌音の反復運動練習などを指導します（図9-10）．

お茶などの水分で誤嚥する,嚥下困難感,複数回嚥下の必要性などの症状がみられる場合には,嚥下機能低下が推測できるため,頸部・肩甲帯の可動域拡大体操,嚥下筋である舌骨上筋群について開口練習や顎引き抵抗練習などの筋力強化練習,舌前方位保持下での空嚥下による咽頭収縮筋強化練習を指導します(図9-11).

10

在宅での理学療法についてのQ&A

平野康之

Q1 在宅に行く場合，何を持って行けばよいですか？七つ道具を教えてください

A
❶ 全身状態の把握や感染防止などに必要な道具を持参する
❷ 病状などの評価に最適な道具を持参する
❸ 持参する道具は，在宅環境に適した軽くて丈夫なものがよい

❶ 全身状態の把握や感染防止などに必要な道具を持参する

在宅で理学療法を行う際に必ず持参すべきものは，対象者の全身状態の把握に必要な道具です．在宅の理学療法対象者は，高齢化，疾患の重複化を呈している方が多く，介入時に病状変化や急変を来す方も少なくありません．**急変の兆候は，発症前 48 時間以内に異常な生理学的所見として認められ，そのなかでもバイタルサインの変化，頻呼吸，精神状態の異常，低血圧，乏尿，血液ガス検査の異常値などが重要な所見**とされています．

図 10-1 は，筆者が在宅での理学療法の実施にあたって必要と考えている道具です．バイタルサインの測定を行う器具を中心に，感染防止用具，応急手当セット，携帯型熱中症計，補装具修理のための工具類などの持参を推奨しており，これらの道具は上記の必要な条件を満たしています．また，スマートフォンは緊急連絡用の電話以外にも，画像や動画の撮影，インターネットを活用した情報検索，さらに医療用アプリも活用できることから在宅では必需品です．これらの道具のなかから七つ道具を選ぶとすれば，**体温計，血圧計，聴診器，パルスオキシメータ，感染防止用具，応急手当セット，スマートフォン**を選択します．

❷ 病状などの評価に最適な道具を持参する

在宅の理学療法対象者のなかには呼吸器・循環器系の疾患を合併する方も多く，これらの疾患を有する場合には，より詳細なリスクマネジメントが求められます．しかし，不整脈の評価として脈拍測定を選択した場合，不整脈の有無はわかっても，その種類や重症度まではわからないことから，知りたい情報を得るために最適な評価方法を選択し，必要な道具を持参する必要があります．

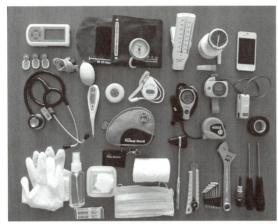

- 体温計
- 血圧計
- 聴診器
- 携帯型心電計
- 肺活量計
- パルスオキシメータ
- 熱中症計
- ピークフローメータ
- 工具類
- ストップウォッチ
- 弾性包帯
- 消毒，感染防止用具
- メジャー
- ポケットマスク（フェイスシールド）
- ビニールテープ
- スマートフォン

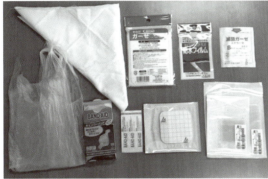

図10-1　在宅での理学療法実施にあたって必要な道具

　筆者は，循環器系のリスクマネジメントのために図10-2に示す**携帯型心電計を持参することを推奨**しています．循環器系のリスクマネジメントにあたっては，主治医との連携を図りながらモニタリングを行うとともに，急変などが生じた際にも，心電図や心拍数などの客観的情報が記録されていることが重要です．また，対象者のなかには高血圧や糖尿病を有する方や喫煙者も含まれていることから，内部障害系の既往がなくとも呼吸器や循環器系のリスクに関するスクリーニングを実施し，リスク把握に努めることも必要です．

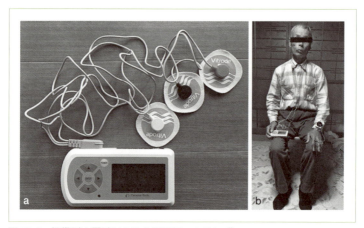

図 10-2　携帯型心電計による心電図モニタリング
a：パラマテック携帯型心電図記憶装置 EP-201，b：心電図モニタリングの様子

❸持参する道具は，在宅環境に適した軽くて丈夫なものがよい

　在宅での理学療法の実施に必要な道具は，安価，小型で持ち運び可能，軽くて丈夫，取り扱いが簡単，在宅の環境で使用可能といった条件を満たすことが望ましいでしょう．特に，安価な道具はその精度や機能が制限されることから，評価したい事項の優先度と得られた測定値の精度をよく吟味したうえで，道具を選択する必要があります．

　また，必要な道具すべてを持参することは非効率的なので，通常業務で持参すべき道具と定期的な評価や運動負荷の変更，その他のリスクマネジメントなどのために持参する道具とは区別しておくとよいでしょう．

📄推奨文献
1) 伊藤隆夫，他（編）：図解訪問理学療法技術ガイド　訪問の場で必ず役立つ実践のすべて．
pp 121-128，文光堂，2014〈在宅での理学療法にあたって必要な技術がまとめられており，リスクマネジメントのポイントなどについて説明されています〉
2) 内　昌之，他（編）：「なぜ」から導く循環器のリハビリテーション　急性期から在宅まで．
pp 158-166，金原出版，2015〈循環器疾患の理学療法について，急性期から在宅までの具体的な介入方法について解説されています〉

10 在宅での理学療法についての Q & A

Q2 患者が通院している病院からは，どのような情報をもらってきてもらうことが有効ですか？ また，通院病院からの情報の活かし方について教えてください

A
1. 現疾患の治療経過や予後などの情報を提供してもらうとよい
2. 内部障害系のリスクマネジメントに必要な情報も重要
3. 自宅での情報を医師に報告し，理学療法の実施や ADL 拡大に活かす

❶現疾患の治療経過や予後などの情報を提供してもらうとよい

表 10-1 は，在宅での理学療法の実施にあたって入手しておきたい情報です．対象者の基本情報に加え，病状や治療の経過，身体機能，疾患や運動機能などの予後，在宅での理学療法の指示が出された経緯などは，理学療法の実施や病状管理などに有益な情報となります．しかし，在宅では主治医や訪問看護師などの医療従事者が同一法人に属していないことも多く，顔を合わせての情報交換が困難であることから，これらの医学的情報が入手しづらい環境にあります．そのため，介入して初めて対象者の病状の詳細や既往の存在を知ることもあり，介入から数日は対象者の全身状態や日常生活状況の把握に努め，病状変

表 10-1 在宅での理学療法の実施にあたって入手しておきたい情報

- 基本情報(氏名，生年月日，年齢，性別，診断名など)
- 精神機能(認知機能，うつ症状，高次脳機能など)
- 身体機能(筋力，バランス能力，持久力など)
- 動作能力(起居動作，ADL，歩行など)
- 入院中の経過(手術内容，治療内容，合併症，経過など)
- 処方薬剤(薬剤名，薬効，副作用，管理方法など)
- 個人因子(家族，介護力，住環境，職業など)
- 目標・ニーズ(在宅生活における自立目標，復職など)
- 退院時指導(動作指導内容，家屋改造，自主トレーニング内容など)
- 担当セラピストの意見(機能予後，指導方法など)
- 理学療法実施時のリスク(中止基準，内部障害系の合併，脱臼・転倒の既往，禁忌事項など)
- 在宅での指示が出された経緯(在宅生活で難渋している内容など)
- その他(介護保険やその他のサービス，レンタル機器，補装具の有無，生命予後など)

化や急変に注意が必要です．

　筆者らの調査では，訪問リハビリテーションにおいて，担当セラピストが利用者の医学的情報を確認するにあたって，確認が容易との回答が最も多かった項目は薬剤であり，それ以外の医師からの直接的な情報収集や診療記録の閲覧などの項目は確認が困難との回答が多いという結果でした．これらのことから，対象者にかかわる医学的情報などの確認が容易にできるような多職種間の連携や有効な情報共有に対する取り組みが必要です．

❷内部障害系のリスクマネジメントに必要な情報も重要

　筆者らの調査では，訪問リハビリテーションを実践しているセラピストがサービス提供している対象者の多くに内部障害系の疾患を有する方が含まれており，これらの疾患を有する対象者はサービスが中止となることが多い結果を示していました．また，サービスが中止となる原因として，循環器や呼吸器の疾患の再発や病状変化が上位に位置していたことから，内部障害系のリスクマネジメントの重要性を指摘しています．

　表10-2は内部障害系のリスクマネジメントにあたって必要な情報です．これらの情報は，在宅での理学療法介入に必要な指示書や診療情報提供書に十分な記載がなされていないことも多く，主治医にあらためて情報を提供してもらう必要があります．特に内部障害系の疾患を有する高齢者は，今後さらに増加することが予測されており，在宅での理学療法にかかわるセラピストはこれらの情報と実際の評価内容などから対象者の病状を把握し，病状変化や急変が生じた際に適切な対応ができるようにしておく必要があります．

❸自宅での情報を医師に報告し，理学療法の実施やADL拡大に活かす

　主治医から提供される情報の多くは診察時の情報が大半であり，自宅での生活や運動に関する情報は非常に少ないのが現状です．よって，在宅で働くセラピストは，自宅での生活状況や運動時の血圧，心拍数など生体反応などについて主治医に報告し，自宅での生活や活動状況を加味した治療や薬剤処方，注意事項の指示を行ってもらうことが重要です．もし，理学療法の実施やADL拡大にあたって制限因子を認めた場合，何らかの医療的対応によって解決できる事象であるならば，積極的に主治医と協議して対応を図ってもらい，有効な理学療法の実施やADL，QOLの改善につなげることが望ましいでしょう．

表 10-2　内部障害系のリスクマネジメントに必要な情報

1. **心大血管疾患**
   冠動脈の残存狭窄，内服薬(副作用，硝酸薬の使用など)，心停止の既往，不整脈(種類，重症度など)，心不全(飲水制限，体重管理，ジギタリス中毒など)，血圧・心拍数の中止基準など

2. **呼吸器疾患(人工呼吸器管理を含む)**
   気腫性嚢胞の有無，経皮的酸素飽和度の中止基準，酸素投与量(安静時・運動時)
   CO_2 ナルコーシスの既往，内服薬(副作用など)，喘息発作・パニック時の対応など
   人工呼吸器設定，停電・災害時の対応，吸引操作など

3. **代謝性疾患(糖尿病)**
   低血糖(既往，対応など)，内服薬，インスリン製剤の使用(注射部位，単位数など)，
   合併症(重症度，運動の可否基準)，sick day の既往など

4. **腎疾患(透析を含む)**
   心不全(飲水制限，体重管理など)，尿毒症(既往，重症度など)，透析日程(透析の種類，回数など)，バスキュラーアクセストラブル(シャントスリル，シャント狭窄など)など

5. **悪性新生物**
   転移(骨転移の有無，病的骨折の可能性など)，疼痛(管理方法，オピオイドの使用など)
   予後(生命予後，急変時の対応)など

推奨文献

1) 石井和彦：【診療所経営のテクニック―今，求められている医院経営とは？】診療所の医療連携　診療所と在宅リハビリテーションの連携．治療 95：99-105, 2013〈在宅でのリハビリテーションの実施にあたって必要な情報や連携について解説されています〉

2) 伊藤隆夫，他(編)：図解訪問理学療法技術ガイド　訪問の場で必ず役立つ実践のすべて．pp 121-128，文光堂，2014〈在宅での理学療法の実施にあたって必要な技術がまとめられており，リスクマネジメントのポイントなどについて説明されています〉

Q3 在宅での血圧管理や体重管理など全身管理の方法・コツを教えてください

A
❶在宅での全身管理には，対象者や家族による家庭での管理が不可欠
❷誰でも実施できる血圧や体重などの測定方法を用いる
❸継続した家庭での管理が行えるように指導・支援する

❶在宅での全身管理には，対象者や家族による家庭での管理が不可欠

　在宅で全身管理を行うには，対象者自身または家族などによる家庭での管理が不可欠です．全身管理に必要な生体情報は，体温や血圧，心拍数などのバイタルサイン，経皮的酸素飽和度，痛みや自覚症状，体重などがあり，このなかでも**血圧と体重は最も管理すべき項目**です．「高血圧治療ガイドライン2014」では，「診察室血圧と家庭血圧の間に差がある場合，家庭血圧を優先する」と記載されており，家庭血圧の測定や自己管理の重要性が示されています．

　近年は高齢化，内部障害疾患の重複化などを呈する対象者が多く，全身管理が不十分な場合，高血圧に起因する疾患の発症や再発，心不全などの状態悪化などにつながる可能性があります．

❷誰でも実施できる血圧や体重などの測定方法を用いる (図10-3)

　家庭で血圧や体重などの管理を行ってもらうためには，誰でも実施できる測定方法を用いることが大前提です．

　血圧測定は，上腕カフ型またはアームイン型の自動血圧計による測定を推奨します．測定方法は器具の測定法に準じ，可能であれば聴診法による測定値と自動血圧計の測定値に乖離がないかを確認することが望ましいです．また，得られた測定値の解釈にあたっては，日内変動，不整脈の有無，興奮や緊張，気候などの影響を考慮します．

　体重測定は，アナログ式の場合，針の揺れにより目盛りを読み取ることが困難なことがあるため，100ｇ単位で測定可能なデジタル式体重計による測定を推奨します．体重は，栄養状態の評価，薬液量の決定に加え，体液量の増減（浮腫や脱水の有無）の指標となり，心不全などの管理にも用いられます．測定

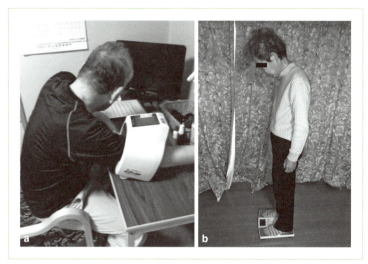

図 10-3　在宅での血圧および体重測定
a：アームイン型の自動血圧計による測定，b：デジタル式体重計による測定

方法は，器具の測定法に準じ，必要に応じて体脂肪などの評価も追加します．得られた測定値の解釈にあたっては，着衣の有無，食事や飲水量，塩分摂取量，気候，住環境(温度差)などの影響を考慮します．

　これらの測定にあたって，**使用する器具は操作が簡単で，測定値の表示が大きく見やすいものがよい**でしょう．また，**常に測定条件(姿勢や場所，時間，回数など)を一定することが大切**です．

❸継続した家庭での管理が行えるように指導・支援する(図 10-4)

　家庭での管理を行ってもらうには，血圧手帳などを活用して，測定値の記録を残し，経過を追うことが必要です．筆者は，自己管理表を作成し，部屋の壁などに掲示して，測定および記録を促しています．可能であれば内服状況や食事内容，飲水量などの記載も徐々に追加し，対象者の理解度にあわせて○や×などの記号を活用しています．最近では，これらの管理を目的としたパソコンソフトやスマートフォンアプリなどが開発され，簡単に日々の記録やグラフ作成などもできることから，機器操作が可能な対象者には有効なツールとなります．

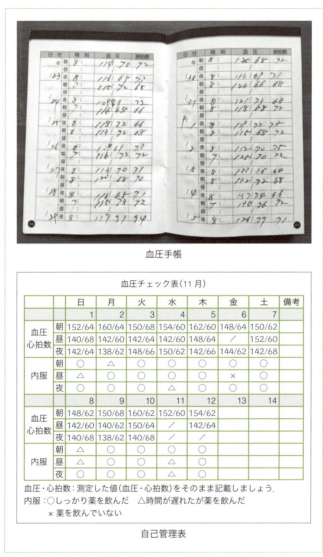

図10-4 在宅での血圧や体重管理に用いるツール

　また，家庭での管理の継続にあたっては，対象者の性格などの特性を理解するとともに，行動療法などを活用しながら記録内容や経過の具体的なフィード

バックおよび賞賛を行い，測定や記録の習慣化を促すことも重要です．

推奨文献

1) 日本高血圧学会高血圧治療ガイドライン作成委員会(編)：高血圧治療ガイドライン 2014．ライフサイエンス出版，2014〈高血圧の治療や管理方法について本邦におけるスタンダードが詳細に記載されています〉
2) 今寿賀子：【糖尿病の最新トピックス】糖尿病患者の体重管理．臨床栄養 117：766-774, 2010〈糖尿病患者を中心とした体重管理方法について，具体的な管理方法が示されています〉

Q4 在宅で手軽にできる有効な運動を教えてください

❶臥位や座位のままで実施できる運動が有効
❷在宅でも使用できる市販の健康器具やトレーニング機器を活用する
❸日常動作や家事などに組み込んだ運動が導入しやすい

❶臥位や座位のままで実施できる運動が有効(図 10-5a)

自宅にいながら手軽に実施できる運動として，臥位や座位のままで行える運動があります．これらの運動は筋力強化を目的とし，在宅のような狭いスペースでも実施可能で，転倒のリスクも少ないのが特長です．**運動強度や頻度の設定は，四肢を持ち上げる高さ，保持する時間，実施回数などで規定**します．低負荷，低頻度より開始し，対象者の状況にあわせて徐々に目標とする運動強度まで増加させます．さらに負荷強度を高くしたい場合には，市販の重錘や筋力強化用ゴムなどを活用します．また，立ち上がり運動であれば，椅子や台の高さを変えることで負荷強度を調整することも可能です．ただし，運動を実施する際には，**息こらえによる血圧上昇や筋肉痛に注意が必要です**．

❷在宅でも使用できる市販の健康器具やトレーニング機器を活用する(図 10-5b)

効果的な運動を行うには筋力強化以外に，持久力の向上も必要です．持久力を向上させるためには，一般に有酸素運動が有効とされますが，実施にあたっては屋外に出たり，スポーツジムに通ったりしなければならず，天候や時間的制約などを受けるため実施や継続が困難になりがちです．しかし，近年は家庭用の健康器具やトレーニング機器が比較的安価に手に入り，自宅で気軽に有酸素運動が実施できるようになってきています．

これらの機器は価格に応じてその機能は異なりますが，外的仕事量(ワット数)や回転数が規定でき，時間や心拍数による目標設定が可能なものが多くあります．心肺運動負荷試験が実施されている場合は，その結果を用いたプログラム設定も容易であり，呼吸器や循環器系のリスクのある対象者にとってはモニタリングもしやすく，安全な運動処方が可能です．これらの機器の購入がで

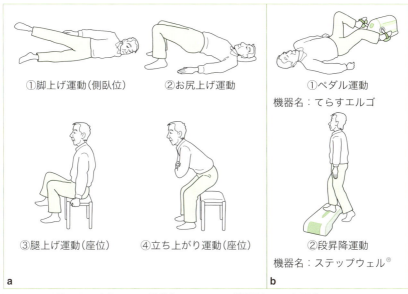

図 10-5　臥位または座位できる運動とトレーニング機器を用いた運動
a：臥位または座位でできる運動，b：トレーニング機器を用いた運動

きなくても，先に示した座位や立位での足踏みや腕振り運動を一定時間反復するといった方法でも，ある程度までの持久力向上が期待できます．

❸日常動作や家事などに組み込んだ運動が導入しやすい（図 10-6）

運動を習慣的に実施するには，強い意思をもつことや時間をつくることが必要であり，通常はなかなか遂行できないことが多いのが現実です．これらの運動遂行を阻害する要因を考慮し，運動を実施しやすくする方法の1つとして，**日常の動作や家事などの生活のなかに運動を取り込む方法**があります．例えば，TVを観ながらの膝伸ばしや歯磨きをしながらのスクワット，台所に立って料理をしながらの踵上げなどがそれにあたります．また，掃除機をかけているときに大きく足を一歩出すといった動作，買い物やゴミ出しの際に，買い物袋やゴミ袋を繰り返し持ち上げるといった動作なども比較的実施しやすい運動です．ただし，これらの運動は，導入には適していますが，負荷の程度や回数の規定が煩雑となることが多く，複数の課題を同時に遂行することから注意が

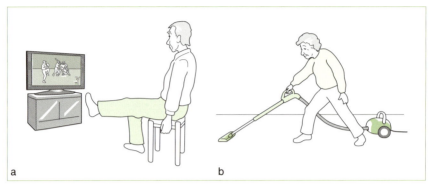

図 10-6　日常動作や家事などに組み込んだ運動
a：TV を観ながらの膝伸ばし，b：大きく足を踏み出しての掃除機かけ

散漫となり，熱傷や転倒などにつながることもあるため，指導する際には注意が必要です．

推奨文献

1) 介護予防マニュアル改訂委員会：介護予防マニュアル改訂版．pp 59-63，2012〈高齢者を対象とした機器を使用しない運動の方法が画像入りで紹介されています〉
2) 平野康之：理学療法臨床のコツ　筋力トレーニングのコツ　在宅における虚弱高齢者の日常生活における筋力トレーニング．PT ジャーナル 45：586-588，2011〈在宅でも実施可能な筋力トレーニング方法について紹介されています〉

10 在宅での理学療法についての Q & A

Q5 在宅で必須のフィジカルアセスメントについて教えてください

A
❶フィジカルアセスメントは，リスクマネジメントの第一歩
❷バイタルサインの変動，熱中症・脱水症，循環器疾患の再発・病状変化を見極めるアセスメントを実施する
❸在宅では基本的生命活動所見のアセスメントが必須

❶フィジカルアセスメントは，リスクマネジメントの第一歩

　フィジカルアセスメントとは，健康状態に関する主観的情報を聴取し，フィジカルイグザミネーション（身体検査：視診，触診，打診，聴診など）を用いて身体にアプローチして情報を得るとともに，情報を統合して対象者の健康問題について評価およびアセスメントする手法です．

　図10-7は在宅でも実施可能なアセスメント項目です．在宅では，適切な病状管理がなされていない状況に遭遇することが多々あります．そのため，**在宅での理学療法の実施にあたっては，対象者に病状変化が生じている可能性を常に意識し，その病状に関する最新情報はセラピスト自らがその場で収集することがリスクマネジメントの第一歩です**．また，その際には理学療法実施の可否や運動に伴う病状変化の予測など，理学療法の実施に特化したアセスメントを行う必要があり，その根拠となる情報収集の手法としてフィジカルアセスメントはとても有効です．

❷バイタルサインの変動，熱中症・脱水症，循環器疾患の再発・病状変化を見極めるアセスメントを実施する

　訪問医療サービスが中止となる疾患や病態は，肺炎，老衰，悪性腫瘍，脳血管障害，心血管障害などが多く，訪問看護ステーションの緊急要請理由では，呼吸苦，カテーテルトラブル，胃腸障害，熱発，痰がらみ，疼痛，意識レベル低下，動悸・胸部不快感などが多かったとの報告があります[1]．

　筆者らによる調査では，訪問リハビリテーションサービス中に経験した利用者の急変や病状変化の内容として，バイタルサインの変動が最も多く，次いで熱中症・脱水症の発症，循環器疾患の再発または病状悪化が多いという結果を示していま

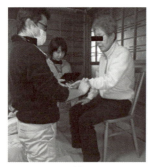
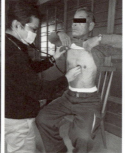
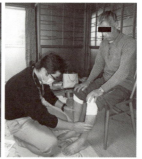

脈拍　　　　　　　　　呼吸音　　　　　　　　　浮腫

意識レベル，バイタルサイン(体温，呼吸数，脈拍，血圧)，顔色，体重，胸部症状(動悸，胸痛)，腹部症状，浮腫，息切れ(呼吸困難)，頸静脈怒張，心尖拍動，経皮的酸素飽和度，呼吸音，心音，心電図，四肢冷感，脱水，疲労，排泄(尿量)，認知機能，痛み，うつ，食事(塩分・水分量)，睡眠，内服状況，転倒，生活環境など

図 10-7　在宅でも実施可能なアセスメント項目

した[2]．在宅で働くセラピストには，これらの急変や病状変化に関して的確な臨床判断を行うための知識の向上と評価・検査スキルの習得が必要であるといえます．

❸在宅では基本的生命活動所見のアセスメントが必須

　対象者の病状変化に気づくためには，"いつもの状態"を熟知し，その状態と比較して何が異なるのかを見極める必要があります．筆者らは，在宅において重要なアセスメント項目から表10-3に示す訪問リハビリテーションアセスメントを作成しています．また，訪問リハビリテーションアセスメントを用いて訪問リハビリテーションの実施における重要なアセスメントの調査を行った結果，バイタルサイン，転倒，意識レベル，視診などのアセスメントが重要とされていたことを報告しています．さらに，訪問リハビリテーションに従事するセラピストが利用者の病状変化に気づくためには，訪問リハビリテーション経験を長く積むことや呼吸器疾患症例を多く経験することに加え，基本的生命活動所見(バイタルサイン，運動に伴うバイタルサインの変動，起立性低血圧，浮腫，視診，意識レベル，経皮的酸素飽和度，四肢の動脈触診，胸部触診，呼吸音聴診の10項目)のアセスメントの実施が関与していることを報告しています[3]．

表10-3 訪問リハビリテーションアセスメントの下位項目（42項目）

A. 心理・精神に関する項目
1. うつに関するアセスメント
2. せん妄に関するアセスメント
3. 不安・情緒に関するアセスメント
4. 認知機能に関するアセスメント

B. 生命・身体に関する項目
5. バイタルサイン（体温，脈，血圧，呼吸数）
6. 意識レベル
7. 経皮的酸素飽和度（SpO_2）
8. 運動に伴うバイタルサインの変動
9. 起立性低血圧
10. 浮腫
11. 視診（表情，肌の色，皮膚の症状，四肢の形状など）
12. 眼球運動
13. 瞳孔対光反射
14. 四肢の動脈触診（頸動脈，上腕動脈，橈骨動脈，大腿動脈，足背動脈など）
15. 頸静脈怒張
16. 胸部触診（可動性，呼吸パターン，左右差，呼吸筋疲労など）
17. 胸部打診（空気の入り具合，胸水・無気肺の有無など）
18. 呼吸音聴診（異常呼吸音の有無，空気の入り具合，気道狭窄，痰の有無など）
19. 息切れ（主観的，客観的，頻度，程度など）
20. 心尖拍動触診
21. 心音聴診（異常心音の有無，リズム，脈拍との乖離の有無など）
22. 心電図変化（不整脈の有無，ST変化など）
23. 腹部聴診（腸蠕動音，イレウスの有無，血管雑音など）
24. 腹部触診（腹部の張り，ガスの有無など）
25. 腹部打診（腹水の有無，ガスの有無など）
26. 視力（視力低下，視野欠損など）
27. 聴力（聴力低下，難聴など）
28. 脱水（のどの渇き，汗の量，ツルゴールなど）
29. ショック症状（末梢循環不全，チアノーゼ，冷汗，虚脱など）
30. 体重（水分過多，栄養，心不全増悪など）
31. 自覚症状（気分不快，めまい，倦怠感など）
32. 疲労の程度（易疲労，Borg scaleなど）
33. 非がん性の痛み（痛みの程度，鎮痛薬など）
34. がん性の痛み（がんの進行度，部位，痛みの程度，姿勢・体動，鎮痛薬の影響など）

C. 生活に関する項目
35. 食事（食欲，量，食形態，水分量など）
36. 排便（便意，便通頻度，便秘の有無など）
37. 排尿（尿意，量，色など）
38. 睡眠（不眠，内服，昼夜逆転，活動量など）
39. 内服薬（薬効，副作用，内服管理など）
40. 生活環境（温度，住環境，衛生状態など）
41. 転倒（転倒，移動自立度，福祉用具など）
42. 保清（清拭，入浴，着替え，おむつ交換など）

　在宅での理学療法の実施にあたっては，これらの基本的生命活動所見のアセスメントを確実に実施することが肝要であるといえます．

引用文献

1) 青木万由美，他：在宅医療　在宅療養のための訪問看護ステーションの役割．ホスピスケアと在宅ケア 16：218-224，2008
2) 平野康之，他：訪問リハビリテーション従事者が経験したリハビリテーションが中止に至った疾患および病状変化の気づきについて．日在宅医会誌 17：145-150，2016
3) 平野康之，他：訪問リハビリテーション実践における要介護利用者の病状変化の気づきに影響する要因についての検討．日保健科会誌 18：127-138，2015〈訪問リハビリテーション対象者の病状変化に気づくために必要なアセスメントについて記載しています〉

推奨文献

4) 平野康之：【前もって知ろう！訪問リハのアクシデント—医学的・非医学的リスクの対処策】訪問時に必要な医学的リスクマネジメント　フィジカルアセスメントの必要性．臨床療 12：218-222，2015〈訪問リハビリテーションにおけるフィジカルアセスメントの必要性やアセスメント項目について記載しています〉

Q6 在宅で実施する運動機能評価を教えてください

A
❶ 狭いスペースでも実施でき，ADL動作の可否基準がある運動機能評価を行う
❷ 住環境や生活状況が身体に与える影響についても評価する

❶ 狭いスペースでも実施でき，ADL動作の可否基準がある運動機能評価を行う

　在宅で実施する運動機能評価は，狭いスペースで評価可能，評価機器が小さく持ち運び可能，ADL動作の可否などの明確な基準値があるなどの条件を満たすことが望ましいでしょう．以下に在宅で活用できる代表的な運動機能評価を示します．

① ハンドヘルドダイナモメータ(HHD)による等尺性膝伸展筋力

　在宅でも使用可能な客観的な筋力評価です．測定方法は，座位で下肢を下垂した姿勢をとらせ，固定ベルトによりHHDのセンサーパッドを下腿遠位に固定した状態から，最大努力による等尺性の膝伸展運動を行わせます．ADL動作の可否判断や歩行自立などの基準値が多く報告されています．

② 立ち上がりテスト (図10-8)

　立ち上がり動作を用いたパフォーマンステストです．測定方法は上肢の支持なし，高さを規定した椅子や台から立ち上がり動作を行わせます．等尺性膝伸展筋力との関連があり，遂行できた高さに応じた筋力水準の推測が可能です．筆者は，ホームセンターなどで購入できる材料を用いて高さ調節が可能な立ち上がり台を作製し，在宅で活用しています．

③ Modified Functional Reach Test (M-FRT)

　狭いスペースで実施可能なバランス能力評価です．測定方法は，伸縮可能な指示棒を利き手で持ち，できるだけ前方へリーチさせて短縮した指示棒の長さから前方リーチ距離を算出します．ADL動作の可否や転倒予測などの基準値が多く報告されています．

④ 最長発声持続時間 (maximum phonation time：MPT)

　在宅で運動耐容能を大まかに推測する際に活用できる簡便な評価です．測定方法は，最大吸気の後に，一定の高さ・強さで可能な限り長く持続発声 (発生

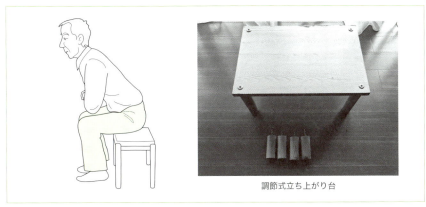

図 10-8 調節式立ち上がり台を用いた立ち上がりテスト

の母音は「あ」)を行わせ,その持続時間を測定します.最高酸素摂取量との関連があります.

❷住環境や生活状況が身体に与える影響についても評価する (図 10-9)

在宅の生活環境は個々に異なるため,家屋の構造,生活様式や生活パターンなどについて把握しておくことは重要です.家屋構造ではトイレや浴室などの構造,階段などの蹴上げの高さや段数,自宅周囲の環境(坂道,段差など)などを確認します.**特に生活環境の評価を行う際には,実際に段差昇降や坂道歩行などを行ってもらい,動作遂行の時間や疲労度,心拍血圧反応などを確認し,身体にかかる負荷の程度についても評価しておきます.**心血管事故回避のため,室内外の温度変化(ヒートショック)や入浴手順,重量物の持ち運び方法などについても確認が必要です.

また,セラピストが訪問したときの評価のみでは対象者の日常生活パターンや活動状況などの把握は困難です.そのため,家族や他職種からの情報収集を行うとともに,生活記録表や運動記録表などを活用して,日頃の歩数や歩行距離などの身体活動量,外出頻度,食事状況,内服状況,病状変化の有無などの訪問時以外の生活状況を確認することが大切です.

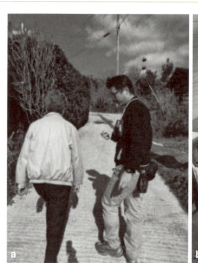
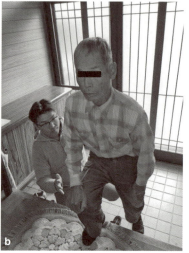

(　　　　)様　運動記録表　　　2011.8.22 改訂

歩行時間							
150 分							
125 分							
100 分							
75 分							
50 分							
25 分							

日時	11/30(月)	12/1(火)	12/2(水)	12/3(木)	12/4(金)	12/5(土)	12/6(日)
血圧(mmHg)＊1	130/68	132/62	154/64	132/64	136/62	134/70	
脈拍(拍)	60	62	64	62	60	66	
歩数(歩)	6,525	7,130	0	12,624	2,863	5,830	
筋力強化運動＊2	◯	△	×	△	◯	◯	
備考 例) 通院 　　体調不良 　　外出など			朝から体調不良	友人と外出	天候不良		

＊1 血圧測定は毎日決まった時間に測定(例：朝食を食べてから1時間など)
＊2 筋力強化運動の記載　◎：全部できた　◯：3/4 できた　□：半分できた
　　　　　　　　　　　　△：1/4 できた　×：まったくできなかった

図 10-9　生活環境評価および運動記録表
a：坂道歩行，b：段差昇降，c：運動記録表

推奨文献

1) 内 昌之,他(編):「なぜ」から導く循環器のリハビリテーション 急性期から在宅まで. pp 158-166, 金原出版, 2015〈在宅での理学療法介入にあたって必要な評価内容について説明されています〉
2) 杉元雅晴(編):理学療法士のための在宅診療の診かた 評価をプログラムに反映させる. pp 51-63, 文光堂, 2015〈在宅での理学療法介入にあたって,症例に適した評価方法や結果の考察などについて解説されています〉

コラム

「運動学習」についてわかりやすく教えてください．「運動学習」と，「身体で覚える」ことは同じですか？

池田由美

　運動学習とは，「乗れなかった自転車に乗れるようになる」といった，今までにはなかった新たな能力を獲得すること，あるいは「これまで跳べなかった4回転ジャンプが跳べるようになる」といった，もともともっている能力の修正を行いながら次の新たな段階へ向かうというように能力に変化が生じる過程（プロセス）をいいます．この能力の変化は，よい方向へも悪い方向（誤学習）へも変化する可能性を含みます．運動・技能の学習においては，そのやり方が書かれた説明書を読み，知識を得るだけではだめで，実際に身体を動かすことや物を操作することを繰り返し行い，「身体で覚える」ことが必須です．

　自転車に乗れるようになるためには，足でペダルをこぎ，手でハンドルを操作し，転倒しないように体勢を整え，ブレーキをかけて止まることができるようになる必要があります．自転車に乗る練習を繰り返すなかで，車輪を回す下肢の運動，ハンドルを動かす上肢の運動，車輪の方向の調整，車輪の回転速度の選択と調整，地面の傾斜や滑りやすさ・風向きなどの環境の変化の感じとり，自転車を操作することによって生じるさまざまな種類の感覚を統合する能力を磨き，結果として自在に自転車を操作する能力が身につくことになります．**何度も練習をし，失敗を重ねながら少しずつ修正してうまくできるようになっていくという身体で覚えるプロセスを経て得た能力は，運動の記憶として身体に刻み込まれ，練習を重ねた運動・動作を実行しようとしたときにあらためてやり方を考えなくても自然に運動のプログラムが立ち上がり運動・動作が遂行できるようになります（自動化）．**

　リハビリテーションにおける運動学習は，自分では思うようにできない日常生活上の運動や動作が思いどおりにできるようになるプロセスです．繰り返しの練習において，対象者自身の身体の状況や環境に合わせて目的とする運動や動作を実行できるように身体の準備をすること，無数にある運動の組み合わせから最適な運動を自分で選択すること，運動や動作を行っている最中にうまくできるように調節するといった能力を再獲得することといえます．

　運動学習による神経系の変化としては，反復練習をすることで特定の神経細胞が活動するようになり，神経細胞同士のネットワークが新たに構成される（可塑性）と考えられています．

索引

和文

あ・い

顎引き抵抗練習　146
息切れ，心疾患患者の　68
異常運動，代償運動と　43
胃食道逆流　153
インスリン抵抗性の改善　98
インターロイキン-18　78
咽頭収縮筋強化練習　151, 157
咽頭収縮による筋力強化　146
インナーユニット　56

う

運動線維の通り道　14
運動麻痺回復のステージ理論　18
運動予後，脳血管障害の　16
運動療法，血糖コントロール不良患者に対する　101
運動療法による腎保護作用　80

え・お

嚥下圧　139
嚥下運動　140
嚥下運動阻害因子　151
嚥下後誤嚥　136
嚥下前誤嚥　136
嚥下中誤嚥　136
オーラルディアドコキネシス　138, 144

か

開口練習　146, 151
介護予防チェックリスト　122
階段昇降，視覚障害者における　116
改訂版水飲みテスト　141, 142
介入方法のガイドラインにおける推奨　28
介入方法の特性と適応　27
顎関節症　152
学習性の不使用　25
下肢装具アルゴリズム，脳卒中　32
画像情報，脳血管障害の　39
可塑性，神経細胞の　180
課題指向型トレーニング　24
可動域拡大体操，頸部部・肩甲帯の　157
関節ストレス　50

き

機能的再組織化　24
急性期の予後予測，脳血管障害の　16
急性期のリハビリテーション，脳血管障害の　2
急性腎障害　74
胸郭拡張性　89
胸郭収縮力　90
虚弱のサイクル　121
筋力強化，咽頭収縮による　146
筋力強化，舌運動による　146
筋力強化，舌骨上筋群の　157
筋力強化，麻痺側に対する　37

け

頸部可動域練習，嚥下機能低下に対する　156
血糖降下作用，運動の　98
血糖コントロール不良患者に対する運動療法　101
血糖上昇，心理的要因・外部環境による　102

こ

構音評価　144
口腔衛生状態　140
口腔・嚥下機能低下のチェック　155

口腔ケア，口腔乾燥に対する　155
高血糖，運動による　101
好中球ゲラチナーゼ結合性リポカイン　78
喉頭蓋閉鎖による気道防御　139
行動学的機能代償　24
喉頭挙上筋　146
誤嚥
　──，むせのない　138
　──の種類　136
　──の徴候　140
呼吸困難，心疾患患者の　68
呼吸困難感の増強　92
呼吸理学療法　86

さ

最長発声持続時間　176
左心不全　68
残気量　90
酸素飽和度の低下　92

し

視覚障害者の階段昇降　116
視覚障害者の歩行練習　116
自覚的運動強度　61, 63
シャキア法　150
住環境　177
収縮期血圧　61
集中治療後後遺症　20
集中治療室　20
循環器系のリスクマネジメント　161
循環動態　64
食物テスト　141, 142
神経システムの知識　39
神経症候増悪　5
心血管病有病率，フレイル患者の　128
心疾患患者の息切れ　68
心疾患患者の呼吸困難　68
心室期外収縮　65
腎障害分子-1　79

身体活動　113
身体活動量　95
深部静脈血栓症　2, 5
心不全徴候　64
心房細動　66
腎保護作用，運動療法による　80

す

ステージ理論，運動麻痺回復の　18
スロートレーニング　131

せ

生活不活発病　120
声門閉鎖による気道防御　139
咳払い練習　155
舌運動による筋力強化　146
舌音の反復運動練習　156
舌協調運動練習　156
舌筋力強化練習　151, 156
舌口蓋閉鎖，誤嚥の防止　138
舌骨上筋群の筋力強化練習　146, 157
摂食・嚥下グレード　143
摂食・嚥下障害の臨床病態重症度分類　141, 142
舌反復運動練習　156
全身状態の把握　160
漸増抵抗運動　53

そ

早期離床開始基準　6
装具の選択　31
相対的喉頭位置　143

た

体重免荷式歩行器　19
代償運動，異常運動と　43
唾液腺マッサージ，口腔乾燥に対する　155
立ち上がりテスト　176

短下肢装具　33

ち・て
長下肢装具　19, 33
電気刺激療法　18
電磁干渉　61

と
等運動筋力増強法　53
等尺性筋力増強法　53
等尺性膝伸展筋力
　　──, ハンドヘルドダイナモメーターによる　176
　　── の評価　176
等張性筋力増強法　53
糖尿病神経障害　111
糖尿病腎症　111
糖尿病網膜症　110
頭部挙上練習　146

な
内受容感覚　134
内部障害系のリスクマネジメント　164
サルコペニア　150

に・の
尿中肝臓型脂肪結合蛋白　77
脳血管障害
　　── 急性期の予後予測　16
　　── 急性期のリハビリテーション　2
　　── の運動予後　16
　　── の画像情報　39
脳卒中下肢装具アルゴリズム　32
脳卒中後遺症者に推奨される身体活動　36

は
肺うっ血　68
バイタルサイン　173
廃用症候群の予防　2

ハッフィング　155
パワートレーニング　131
ハンドヘルドダイナモメーターによる等尺性膝伸展筋力　176
反復唾液嚥下テスト　140, 154
反復練習による神経系の変化　180

ひ・ふ
ひも付きボタンの左右移動回数　144
フィジカルアセスメント　173
ブドウ糖の摂取　105
フレイルモデル　118

ほ
訪問リハビリテーションアセスメント　174
歩行練習，視覚障害者における　116

ま・む
麻痺側に対する筋力強化　37
慢性腎臓病　74
慢性閉塞性肺疾患　88

よ
予後予測，脳血管障害急性期の　16

り
リスクマネジメント　7
　　──, 循環器系の　161
　　──, 内部障害系の　164
リハビリテーション，脳血管障害急性期の　2
臨床推論　46

れ・ろ
レジスタンストレーニング　130
レッグプレス　131
ロボティクス　29

欧文

A
ABCDE(F)バンドル　20
AVERT phase Ⅱ　3
AVERT phase Ⅲ　9

B
Borg scale　64

C
COPD：chronic obstructive pulmonary disease
　　　　　　　　　　　　71, 88, 94
CT 画像，脳卒中急性期の　12

D
DVT：deep vein thrombosis　2, 5

G
GFR：glomerular filtration rate　77
GS グレード　143

H
HHD による等尺性膝伸展筋力　176

I
ICU　20

K
Karvonen 法　63

M
MASA：Mann assessment of swallowing ability　142
M-FRT：Modified Functional Reach Test
　　　　　　　　　　　　　　　176
MPT：maximum phonation time　176
MRI 画像，脳梗塞の　12

N
NEAT：non-exercise activity thermogenesis
　　　　　　　　　　　　　　　113

P
PAD ガイドライン　20

R
RPE：rating of perceived exertion　61, 63

V
VERITAS　3